／きょうも、おいしく＼

大腸がんになった料理家のごはん帖

重野佐和子

女子栄養大学出版部

目次

この本で紹介している料理の索引です。料理名の前につけた記号は、
「食べられる時期の目安」です。
体が受けつけるか否かは術後の体調しだいで個人差があるので、
様子を見ながらご利用ください。

【記号の意味】

$\mathscr{J}$ ＝回復期Ⅰ —— 退院後すぐOK

$\mathscr{J}\mathscr{J}$ ＝回復期Ⅱ —— 退院して1〜2か月後からOK

$\mathscr{J}\mathscr{J}\mathscr{J}$ ＝健康維持期 —— おなかの調子に自信が持てたらOK

（　）＝場合によってOK

⚜ ＝プレゼント用

この本で紹介している
料理について

■料理の内容

　大腸がんの手術を受けた著者が、病院での食事指導とさまざまな情報を合わせて検討したうえで、「がんの予防」「腸内環境を整える」「美容」を三本柱とし、そのための食材選びや調理法選びに留意しています。

　第1章では退院後すぐOKな、腸をいたわる素材で作る消化のいい料理を、第2章では日常の食事に戻すまでのリハビリ食を紹介しています。

なお、いずれも個人的嗜好に基づき、実際に食べているものです。治癒や予防効果については、あくまでも個人の経験に基づく結果としてご理解いただければ幸いです。

■食材の選び方

　この本では、著者の「がんの発生を予防する」目的のために、意図的に肉と乳製品を避けたレシピが数多く登場します。ただし、手術してすぐの体を癒すために動物性の食材から得られる栄養成分が重要であるため、術後すぐの食事に限って「体が欲するものを食べる」ということを優先し、肉と乳製品を利用した料理もご紹介しています。

1

おわりとはじまり

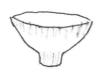

「明らかにがんです」
そう告げられて、私はがん患者になった。
ドクターはくねくねっと大腸の絵を描いて、その中にちっちゃい●印をくっつけながら、「ここです」といった。

まるで私はアコヤ貝だ。
長い年月をかけて、せっせとおいしい栄養を与え続け、真珠を育てるかのごとく、おなかにがんを育てあげた——私はアコヤ貝だと思った。

状況は甘くなかった。すべてはオペが前提の話だもの……。でも遠隔転移はないと聞いてホッとする。がん患者になったとたん、うれしさのボーダーラインが急降下したようで、おかしかった。

1月4日

「先生、どうして私、こんなに若いのに大腸がんなんかになったんですか？　おいしいものの食べすぎですか？」と率直に聞いてみた。するとドクターの答えは、「不運なだけ」の一言に尽きた。しかし、そんなことでは困るのだ。はっきりとした答えがほしい。

根拠はない。でも感覚的に、原因は「おいしいものの食べすぎ」だと確信していた。それに、オペした大腸なんて、ちゃんと動かなくなるにきまってる。きっと、もうロクなものは食べられなくなるよ——そんなふうに思えて、泣きたくなった。普通なら命の心配して泣くのにね。

それからは毎日、朝はペストリー三昧、昼と夜はレストランに行き、おやつと夜食には大好きなケーキやチョコレート。ついでに「吉野家」の牛丼も初体験。もう後悔はないよってくらいに、食べまくった。

1月16日。がんともおいしい生活とも、きょうでサヨナラだ——そんなすがすがしい気持ちで、私はオペに挑んだ。不思議と不安はなかった。

何年ぶりだろう?
ママにおかゆを作ってもらったのは。
「おいしいものとはサヨナラ」って誓ったのに、
「瓢亭みたいなおかゆが食べたい」って、
わがままいった。
「おいしいね」ってふたりで食べて、
「おいしいね」ってふたりで泣いた。

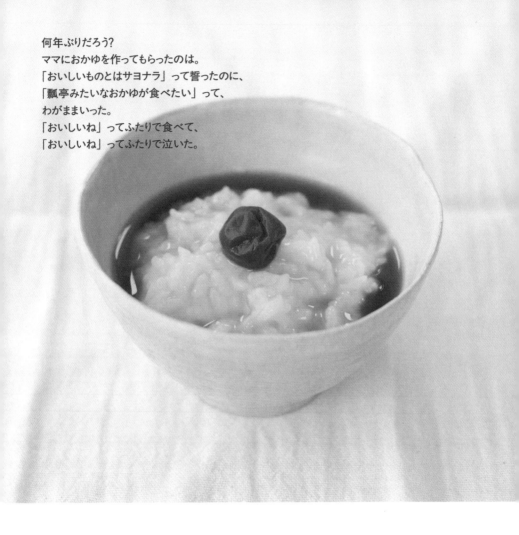

うちでいちばん最初に食べたおかゆ ♪

●材料(作りやすい分量)と作り方
1 米1カップをといで厚手のなべに入れ、10
カップの水を加えて20〜30分浸す。
2 強火にかけ、煮立ったらすぐになべ底から
かき混ぜる。ふたを少しずらしてかぶせ、吹
きこぼれないくらいの強火で20分炊く。
3 火を消し、ふたをぴったりと閉めて10分
蒸らす。
4 くず粉10gを指で細かくくずし、水大さ
じ1を加え混ぜてよくとかす。

5 小なべにかつおだし1カップを入れて火に
かけ、煮立ったらしょうゆ大さじ2を加え
る。再び煮立ったら弱火にし、少しずつ4
を加えながらゆっくりと混ぜる。トロリと透
き通ってきたら火を消す。
6 おかゆを茶わんに盛り、5をかけ、好みで
梅干しを添える。
＊1人分だけ作りたいときは、米ひと握りと
10倍くらいの水を小さい土なべに入れて炊く
と手軽。

おかゆのおかげ

オペの前後、1週間の絶食が命じられた。
それから飲み物を少しずつ飲んで、やっと口にした食事はトロトロのおかゆ。

口に入れると、お米の味と香りがふんわり広がった。ゆっくりコクンと飲み込む。すーっとノドから胃に落ちていくのがわかる。すぐに胃がキュルキュルッと動き出して、だんだんおなかの中があったかくなっていった。
「お米っておいしいな、しあわせだな」ってしみじみ思った。なんだかもったいなくて、大事に大事に食べた。ほんの少しのおかゆで、信じられないくらい元気が出た。

私はこのとき、眠っていたおなかを、おかゆがやさしく目覚めさせてくれたような気がした。「おいしいな」って思った瞬間に。

フカひれがゆ

鏡を見て驚いた。
お肌がカサカサ……言葉も出ない。
それでコラーゲンといえば！ の
「フカひれの姿煮」を
おかゆにドンとのせてみた。
明日はきっと、すべすべに違いない！

●材料／4人分

フカひれの姿煮（レトルト）※
　………………………… 2パック（約400g）
ほうれん草 ……………………………… 少量
┌米 …………………………………… 1カップ
│水 ………………………………… 10カップ
└塩 ……………………………………… 少量
※脂肪分の少ないものを選ぶ。

1 米はといで水を加え、20〜30分浸す。
10ページのおかゆと同様に炊き、蒸らす。
2 フカひれは湯せんで温める。
3 ほうれん草はやわらかめに塩ゆでして約3
cm長さに切る。
4 おかゆに塩を加え混ぜる。器に盛って3、
2の順に盛りつける。

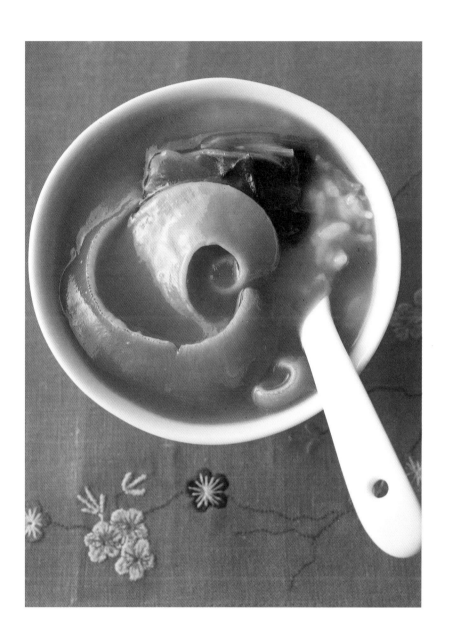

リゾットなおかゆ 🎵

清貧のおかゆ生活を続けていたら、
急にイタリアンを食べたい衝動に襲われた。
そのときピンとひらめいて、
マンマ気分で作ったら、まさに「リゾット」。

●材料／4人分

- 米 ……………………………… 1カップ
- 水 …………… (米の10倍容量)10カップ
- 鶏胸肉 ……………………………… 1枚
- トマト …………………………… 小2個
- バター ……………………………… 20g
- 塩 ………………………………… 少量
- パルメザンチーズ(すりおろし)
  ……………………………… 大さじ1 1/2
- バジルの葉 ……………………… 適量

1 米をといでなべに入れ、水を加えて20〜30分浸す。

2 鶏肉を加えて強火にかけ、煮立ったらすぐになべ底からかき混ぜる。ふたを少しずらしてかぶせ、吹きこぼれないくらいの強火で20分炊く。

3 トマトは湯むきしてへたと種を除き、1cm角に切る。フライパンにバター1/2量をとかしてトマトをいため、塩をふる。

4 2の火を消し、鶏肉をとり出し、ふたをぴったりとして、10分蒸らす。

5 鶏肉は、おかゆを蒸らす間に皮を除いてほぐす。

6 おかゆができたら残りのバターを加えてさっと混ぜ、皿に盛る。

7 チーズを散らし、3と5をのせる。バジルの葉はちぎって散らす。

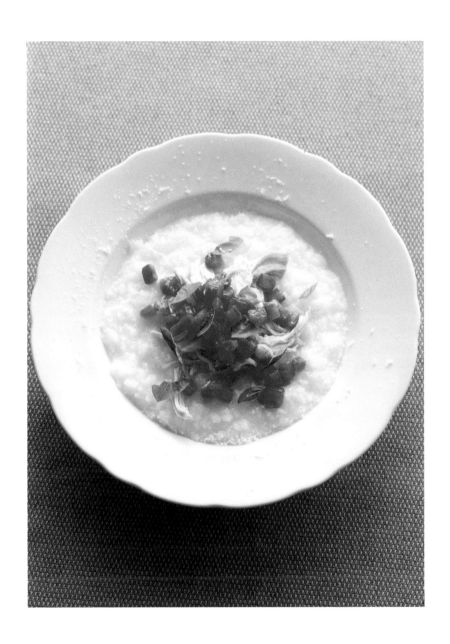

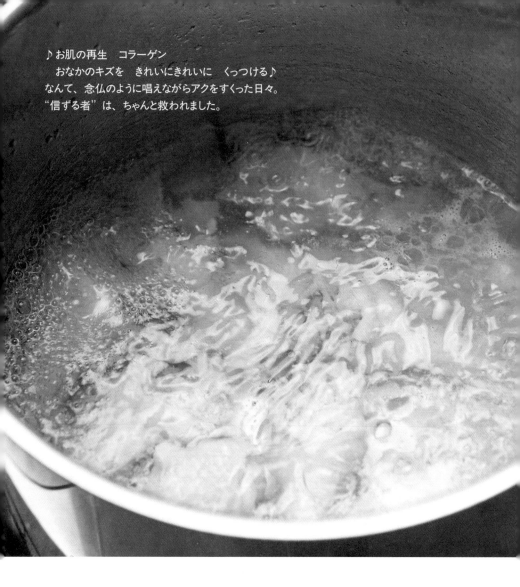

♪お肌の再生　コラーゲン
　おなかのキズを　きれいにきれいに　くっつける♪
なんて、念仏のように唱えながらアクをすくった日々。
"信ずる者"は、ちゃんと救われました。

スープストック（別名コラーゲンスープ）

●材料（できあがり１〜1.2ℓ分）と作り方
鶏手羽元10本をきれいに洗ってなべに入れ、
たっぷりと水を注いで火にかける。煮立った
らアクを除き、ふつふつと煮立つ程度の火加
減でときどきアクを除きながら約１時間煮
て、鶏手羽元をとり出す（鶏手羽元はサラダ
やスープの具として利用できる）。

命のスープ

食欲大魔神！　とまで呼ばれていた私。
なのに、術後はなかなか食欲がわかなかった。しかも食事をするとものすごく
疲れてしまう（消化は想像以上に消耗するのだ）。そのうえ、いつもカラダは
冷えびえ、お肌はカサカサ。

正直、かなりあせった。"はやく栄養つけなくちゃ!!" って。

気づくと私はしょっちゅうスープを作っていた。
実際、食欲がなくても食べやすいし、消化はいいし、カラダがあったまる。
だからしぜんとそうなっていったのかな？

スープといえば、以前はごくシンプルに野菜＋バター＋水＋塩で作るのがお気
に入りだった。でもこのとき必要だったのは、一皿にできるかぎりの栄養をギ
ュッと詰め込んだスープ。

手作りのだしやミルクをたっぷりと使った、厚みのあるスープ。これがおいし
くておいしくて。
細胞のすみずみまでどんどん吸い込まれていく感じだった。

だから朝に昼に晩にと、ホントによく食べた。
ある時期、スープは私の生命線と化していた……かもしれない！

じゃが芋とねぎのポタージュ ♪

本名はPotage Parisien。フランス生まれ。
私は昔から、風邪をひきそうで寒けがするときによく食べている。
フランス人も、そうじゃないかな？
日本でいえば"おかゆ"みたいな存在。

●材料／4人分

じゃが芋 ………………………………… 4個
ねぎ（白い部分のみ） ………………… 2本分
オリーヴ油またはバター ………… 小さじ2
a ┌スープストック※ ………………… 1.2ℓ
　│ロリエ ………………………………… 1枚
　└塩 ……………………………………… 少量
牛乳 …………………………………… 60㎖
塩 ………………………………………… 少量
※16ページ参照。または、水1.2ℓ＋固形チ
キンブイヨン1/2個で代用可。

1 じゃが芋は皮をむいて1cm厚さのいちょ
う切りにし、さっと水で洗う。ねぎは薄切り
にする。
2 なべに油を熱し、ねぎを中火でいためる。
しんなりとなって少し透き通ってきたら、じ
ゃが芋を加えていため合わせる。油が全体に
まわったら、aを加える。
3 煮立ったらアクを除き、弱火で20分煮る。
4 仕上げに牛乳を加え混ぜ、塩で味をととの
える。
＊ミキサーで攪拌してポタージュにしてもお
いしい。冷やせばヴィシソワーズに。

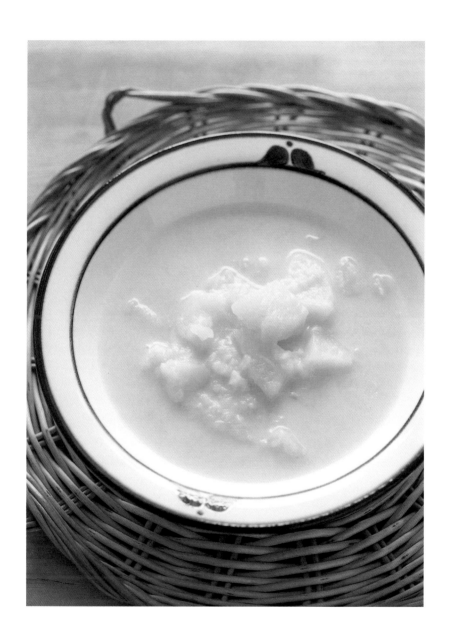

トマトのクリームスープ ♪

へこんだときは、このスープを食べる。
ずっと昔に訪れた、
セビリアの街と人のにおいや、
街角でギターに合わせて少女たちと踊った
熱い記憶がよみがえる。
へこんだときは、パッションが必要。

●材料／4人分
トマト（フルーツトマトのように小さくて甘
　いもの）………………………… 6個
玉ねぎ ……………………………… 1/2個
ごはん ……………………………… 大さじ2
オリーヴ油またはバター ………… 小さじ2
　┌スープストック＊ ……………… 1.2ℓ
a │ロリエ …………………………… 1枚
　└塩 ……………………………… 少量
生クリーム ………………………… 大さじ3
塩 …………………………………… 少量
※16ページ参照。または、水＋固形チキン
ブイヨン1/2個で代用可。

1 トマトは湯むきしてへたと種をきれいに除
き、あらみじん切りにする。玉ねぎはみじん
切りにする。
2 なべに油を熱し、玉ねぎを中火でいため
る。しんなりとなったらトマトとごはんを加
え、少しいためる。
3 aを加え、煮立ったらアクを除き、弱火で
30分煮る。火を消し、あら熱がとれるまで
しばらくおく。
4 ロリエを除いてミキサーで撹拌する。なべ
に戻して生クリームを加え、温めて塩で味を
ととのえる。
＊普通のトマトで作るときは、パプリカ1/4
個の皮をむいてみじん切りにし、2でトマト
といっしょに加える。
＊冷やしてもおいしい。
＊とろみが強いときは水でのばすとよい。

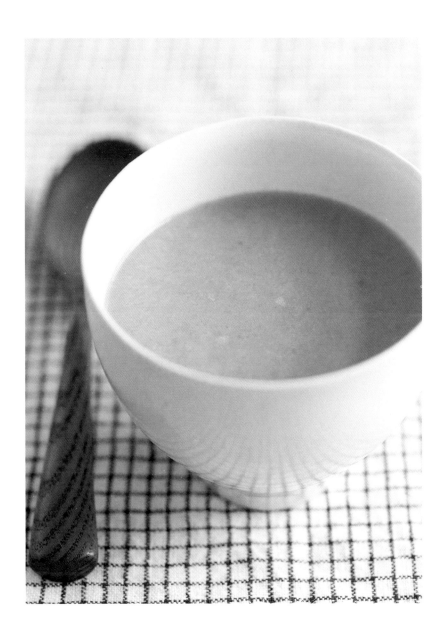

かぼちゃのポタージュ 🥄

かぼちゃって野菜のくせにカロリーが高くて、
若いころはなんだか気に入らなかった。
でも今は、そこがいちばんの魅力。
栄養満点、ぽってり甘いスープですよ。

●材料／2人分
かぼちゃ（皮と種を除く）……………… 200g
牛乳 ………………………………… 1カップ
塩 …………………………………………… 少量
食パン ……………………………………… 1枚

1 かぼちゃは一口大に切る。

2 なべに入れ、ひたひたの水を加えてふたをし、強めの中火で約10分ゆでる。最後にふたをとって水分をとばす。

3 ミキサーに移し、牛乳を加えてなめらかになるまで撹拌する。

4 なべに戻して温め、塩で味をととのえる。

5 パンは約2cmの角切りにし、オーブントースターでカリッとなるまで焼く。アツアツのスープに、パンをたっぷりのせて食べる。

＊とろみが強いときは牛乳でのばすとよい。

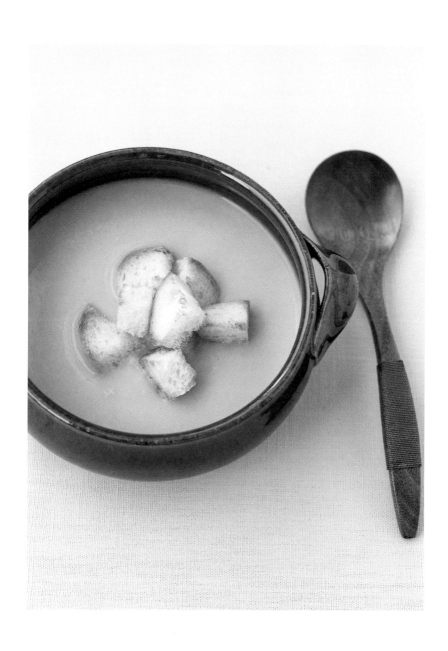

野菜たっぷりのスープ ♪

2日目はキャベツを足してみる。
3日目はズッキーニでも足そうかな？
こんなふうに野菜を足しては煮ていくと、
どんどん甘く、どんどんおいしくなっていく。
このスープ、うちではなかなかおわらない！

●材料／4人分

かぶ	2個
トマト（湯むきしてへたと種を除く）	1個
玉ねぎ	1/2個
じゃが芋	2個
にんじん	1/2本
にんにく（薄切り）	1かけ分
オリーヴ油	小さじ2

a
スープストック※	1.2ℓ
ロリエ	1枚
塩	少量

さやいんげん	1パック

※16ページ参照。または、水1.2ℓ＋固形チキンブイヨン1/2個で代用可。

1 さやいんげんは筋を除いて8mm幅に切る。そのほかの野菜はすべて皮をむき、8mm角に切る。

2 なべに油とにんにくを入れて弱火にかける。

3 にんにくの香りが立ってきたら、玉ねぎとにんじんを加えて中火でゆっくりといためる。玉ねぎが透き通ってきたら、じゃが芋を加えていため、aを加える。

4 煮立ったらアクを除いて弱火で10分煮、かぶとさやいんげんを加えてさらに5分ほど煮る。

5 トマトを加え、煮立ったら火を消す。

＊♪♪♪の時期からは、いんげん豆などをやわらかくゆでて加えると、栄養とおいしさがいっそう増します。

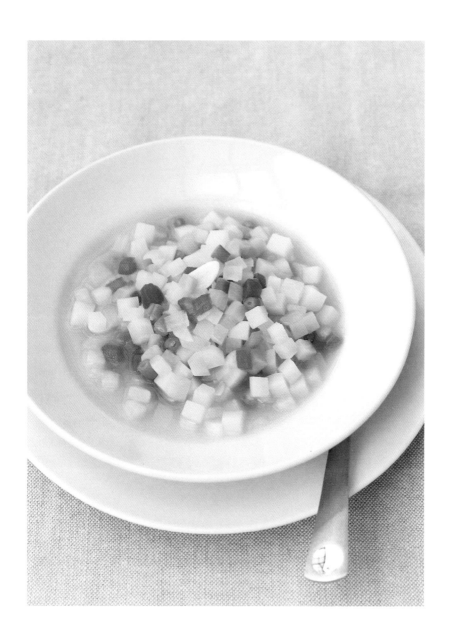

とうもろこしのつめたいスープ ♪

生のとうもろこしで作る、
まるでジュースみたいにサラッとしたスープ。
暑くて食欲がわかないときは、
つめたくつめたく冷やして、
器も冷やしてスープを注ぐ。
元気が出ること間違いなし！

●材料／4人分

とうもろこし	2本
玉ねぎ	1/2個
オリーヴ油	小さじ2
バター	小さじ1
┌セロリ（細い部分）	5cm
│パセリ	1枚
└ロリエ	1枚
水※	3カップ
塩	少量
生クリーム	大さじ4
※できればミネラルウォーター	

1 とうもろこしは、軸から実をはずす。玉ねぎは細かくみじん切りにする。

2 ブーケガルニを作る。セロリのくぼみにパセリを入れてロリエでふたをし、タコ糸を巻いてしっかりと結ぶ。

3 なべに油とバターを温め、中火で玉ねぎをいためる。しんなりとなって甘い香りが立つまで、焦がさないようにいためる。

4 とうもろこしの実を加えていためる。実が濃い黄色になったら、水、2、塩を加える。

5 煮立ったらアクを除き、弱火で30分煮る。

6 2 をとり除いてミキサーで撹拌する。目の細かい裏ごし器をボールにのせてスープをよく濾し、とうもろこしのカスをとり除く。

7 ボールの底を氷水にあてて冷やし、生クリームを加え混ぜる。

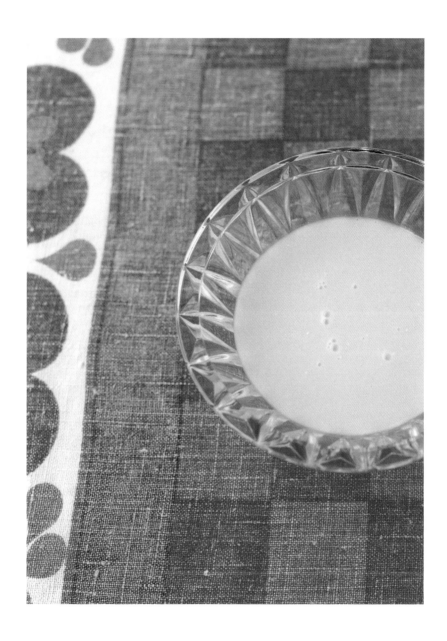

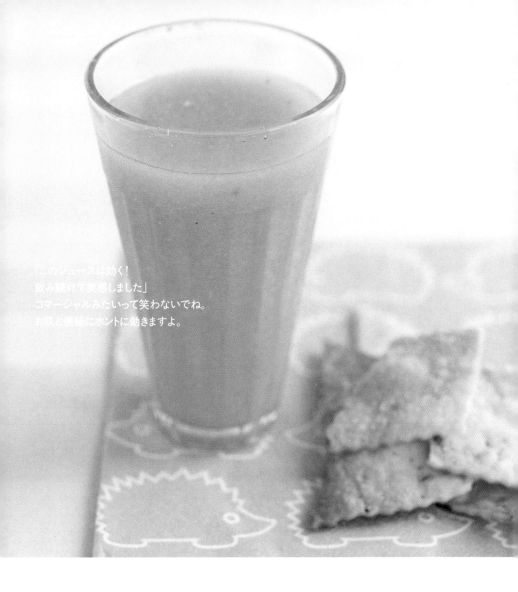

「このジュースは効く！
飲み続けて実感しました」
コマーシャルみたいって笑わないでね。
お肌と便秘にホントに効きますよ。

キウイジュース

●材料／1人分
キウイフルーツ ………………………… 2個
冷水 ……………………………… 大さじ2
オリゴ糖シロップまたは砂糖(好みで)
……………………………………………… 適量

1 キウイは半分に切り、種の部分と果実をスプーンでくり抜き、分けておく。
2 果実を冷水とともにミキサーに入れ、撹拌する。
3 種の部分と 2 をボールをあてた万能こし器にあけ、ゴムべらで押しながら濾し、種をとり除く。グラスに注ぎ、好みでオリゴ糖シロップや砂糖を加える。

うんと元気が出る
ジュース

ある日ママがフルーツをどっさり買ってきて、テーブルのバスケットに入れながら、「あなたこれ食べなさい」といった。

私はフルーツがキライ。なのに食べろという。
そのまま食べたら消化悪そうだからって、しかたなく糖度保証つきグレープフルーツを搾ってみた。

ゴクリ。
「あらら？　なかなかおいしいじゃない……」

ならば、と毎日ほかのフルーツでもジュースを作り始めた。
おやつや散歩のあとの栄養補給にググッと飲む。
「ん〜おいしぃ」
気持ちもカラダも、シャキッと元気になる。そして最大の福音は、術後最大の悩みだった便秘に絶大の効果を発揮したこと。

私にとっては、まさに「うん●と元気が出る」ジュースとなったのである。

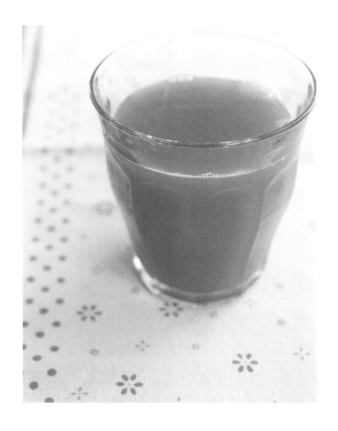

免疫力 UP を目指せ！
にんじんとりんごのジュース ♪

●材料／1人分
にんじん …………………………… 1本
りんご ……………………………… 1個

1 りんごとにんじんはよく洗う。りんごは芯を除く。
2 1をそれぞれおろし金ですりおろし、ガーゼなどに包んで搾る。

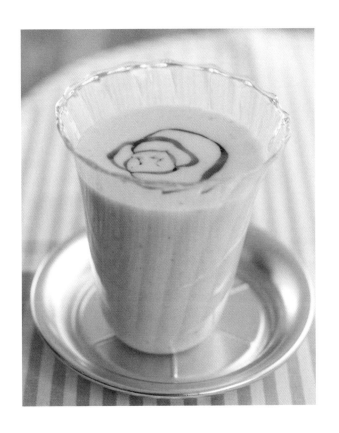

食事がわりにもどうぞ。
バナナジュース ♪

●材料／1人分
バナナ（完熟） ………………………… 1本
a ⌈ 豆乳または牛乳 ……………… 1カップ
　 ⌊ 氷 ……………………………… 2〜3個
黒蜜またはメープルシロップ（好みで）
　　　　　　　………………………… 適量

　バナナは皮をむいて適当な大きさにちぎ
り、aとともにミキサーで撹拌する。好みで
黒蜜などを加える。
＊もっと元気を出したいときには、きな粉を
加えるとよい。

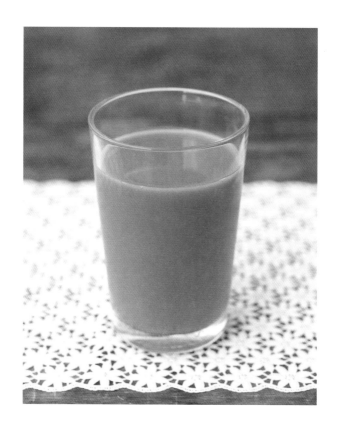

無性に菜っ葉を食べたいときのストレス解消に！
青汁ジュース ♪

●材料／1人分
小松菜の葉先 ………………………… 100g
りんご …………………………………… 1/2個
豆乳・水 ………………………… 各1/2カップ
青じそ ……………………………… 2〜3枚

1 小松菜はザクザクと適当に切る。りんごは芯を除いて小さく切る。

2 ミキサーに材料すべてを入れて撹拌し、ガーゼで濾す。

＊ミキサーがなければ、りんごをすりおろしてガーゼで搾り、市販の青汁1パックと豆乳1/2カップを加え混ぜる。ただし、青汁は体質によって合わない場合もあるので、手術してすぐは避ける。

　以前の私は、水分のとり方が異常に少なかった。

　「血液も大腸もドロドロだったんだろうなぁ」と、がんになってからそのことをすごく反省。オペ以降のひどい便秘を解消するためにも、スーパーモデルにならって1日2ℓ以上のミネラルウォーターを飲むことを決意。

　半年以上続けてみた。けれど、大量のつめたい水はカラダも内臓も冷やしてしまう。冷え性の私にはだんだんと逆効果に思えてきた。そんなとき……興味を持ったのが、SOD ＊ が多くてカラダにいいと噂の「ルイボスティー」。熱いお茶はカラダを温めてくれるし、味も私好みだった。それにマグネシウムが多いせいか、おなかを緩くするオマケつき。以来このお茶をベースに1日2ℓ以上の水分をラクラクとれるようになった。

　それでも便秘になったときは、がまんしすぎずに薬を使う。コロコロ便のときは酸化マグネシウム（緩下剤）、やわらかいのに出ないときは蠕動運動を亢進させる下剤を飲むのが有効なようだ。でも、なるべくなら薬は避けたいから、いつでもノドが渇く前に"ゴクゴクッ"を心がけている。

　たまに下痢をしたときも、白湯で水分補給をする。そうしないと次はすぐに便秘になるし、大腸ドロドロになりそうだから。

　でも私だって、便通やカラダのためだけにお茶を飲んでいるわけじゃない。中国茶やハーブティーも大好き。その日の気分でお茶を選んで香りと味を楽しむのが、私にとって至福のとき。そんなときは目的なんて、なにもなしです。

※ SOD：活性酸素除去酵素

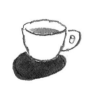

水分をとろう

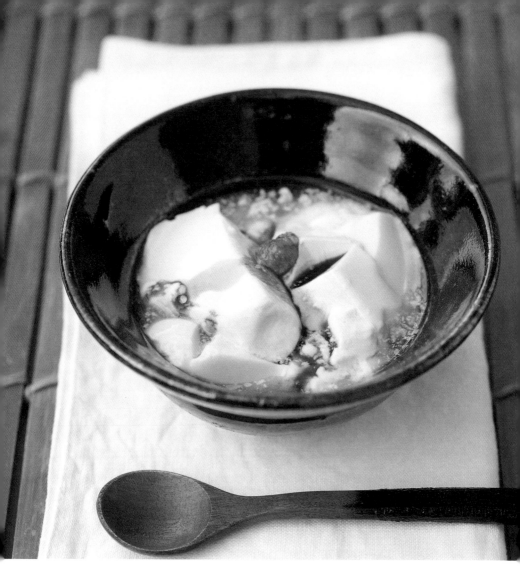

豆腐・くみあげ湯葉・
ごま豆腐・茶わん蒸しの4つは
消化がよくて、栄養満点。
だから退院したてのころは
毎日のように食べていた。
中でもいちばん好きなのがお豆腐。
できたてのあったかいのを食べると
思わず「幸せ〜」といってしまう。

寄せ豆腐 ♪

●材料（2人分）と作り方
冷たい無調整豆乳200㎖をボールに入れ、天
然にがり小さじ1/2弱を加えてよく混ぜる。
器に入れ、表面に浮いてきたアクを除き、ラ
ップをふんわりとかける。電子レンジ弱で4
〜5分加熱し、揺すってみて表面が固まって
いたらとり出してそのまま2分以上おく。わ
さびを添え、しょうゆをかけて食べる。

おいしくて、
消化のいい料理

「術後2～3か月間は、消化のいいものをよく噛んで、ゆっくりと腹七分目に食べなさい」とドクターにいわれた。

私はもともと、消化の悪いものをあまりよく噛まずに、おなかいっぱい食べるのが好き。きのこやこんにゃく、脂ののったお肉やウナギ、バターをたっぷり使ったフレンチやフライが大好き。そしてパスタにおそば、にぎりずしなんて、ほとんど噛んだためしがない。

まるで、神様が「今までの生活を悔い改めよ！」とドクターにいわせたようでもある。

オペの朝、おいしい生活とのサヨナラを誓った私。
健康のためにはがまんすべし！　と思いはするものの、おいしくないものを食べても元気が出ない。それならば、許される範囲でおいしいものを食べよう！と、早くも軌道修正することに。

そして、回復のために与えられた「あり余る時間」を使って、おいしくて消化のいい料理作りに情熱を傾けることになった。

水餃子 ♪

本当にテレビってラーメンと餃子がよく映る。
頭の中で「餃子食べたい」コールが止まらない。
それで突然、水餃子を作ることにした。
本を見ながら初めての皮作りにも挑戦。
へんてこな形がいっぱいできたけど、おいしいおいしい。
新しいヒマつぶしアイテムを発見。

<餃子>

●材料／40個分
[皮]
強力小麦粉 ………………………………… 200g
水 ………………………………………… 約110mℓ
[あん]
豚ヒレ肉 …………………………………… 250g
キャベツ ……………………………………… 大4枚
┌ しょうが・にんにく（各すりおろし）
│ ……………………………………… 各1かけ分
│ 塩 ……………………………………… 小さじ1/3
a│ しょうゆ ……………………………… 小さじ2
│ ごま油 ………………………………… 小さじ1 1/2
└ 砂糖 …………………………………… 少量

<スープ>

●材料／2人分
キャベツ ……………………………………… 3枚
にんじん ……………………………………… 5cm
クレソン ……………………………………… 2枝
スープストック※ ………………………… 2カップ
酒 …………………………………………… 大さじ2
塩・こしょう ………………………………… 各少量
酢じょうゆ・XO醤（好みで） ……… 各適量
※16ページ参照。または、水2カップ＋鶏
がら顆粒だし小さじ1/2で代用可。

<餃子>

1 ボールに強力粉を入れ、水を加えながら菜
箸でよく混ぜ合わせる。全体が混ざったら手
で軽くこねてひとまとめにする。ぬれぶきん
をかけ、室内で30分休ませる。
2 豚肉は包丁かフードプロセッサーで細かく
刻む。ボールに入れ、aを加え混ぜる。
3 キャベツはやわらかく塩ゆでし、冷水にく
ぐらせてさまし、細かいみじん切りにして水
けをよく絞る。2に加えてよく混ぜる。
4 1を4等分してそれぞれを両手の平で転が
し、細長い棒状にのばす。それをさらに10
等分に切り、切り口を手の平でつぶす。打ち
粉（分量外の強力粉）をふり、めん棒で直径
8〜9cmになるようにのばす。
5 3を4で包み、餃子の形に整える。
＊すぐに食べない分は冷凍してもよい。

<スープ>

1 キャベツは食べやすい大きさに、にんじん
は皮をむいて短冊切りにする。クレソンは洗
ってちぎる。
2 1のキャベツとにんじんをなべに入れてス
ープストックを注ぎ、やわらかくなるまで煮
て、酒、塩・こしょうを加え混ぜ、クレソン
を加える。

<仕上げ>

餃子は1人分6〜8個をたっぷりの湯でふっ
くらひとまわり大きくなるまでゆで、ざるに
あげて湯をよくきり、スープに加える。好み
で酢じょうゆやXO醤をつけて食べる。

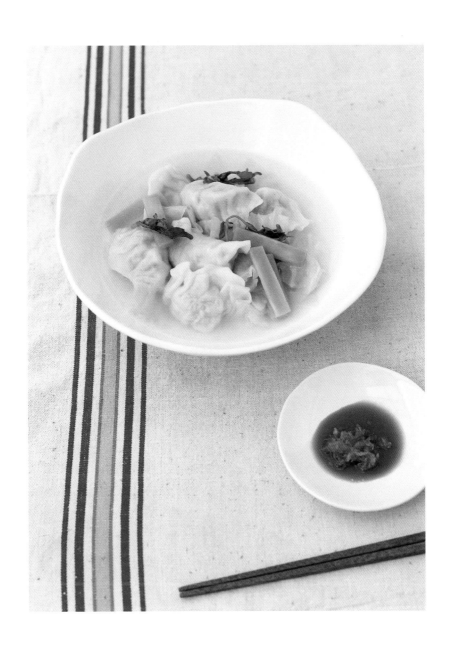

蕎麦すいとん

そばの楽しみは、のど越しと香り。
もともと、モグモグと牛みたいにそばを嚙む人と、
ビニール袋に入ったゆでめんは許せなかった。
しかし今の私がそばを食べるための手段はこの2つ。
ならばのど越しは潔くあきらめて、
すいとんでそばの香りと味を楽しもう。

●材料／4人分

┌ そば粉 ……………………………… 160g
└ 水 …………………………………… 2カップ
鴨ロース肉 ………………………………… 1枚
なす ……………………………………… 4個
ねぎ ……………………………………… 2本
だし ……………………………………… 6カップ
しょうゆ ……………………………… 大さじ3
みりん ………………………………… 大さじ4
砂糖 ……………………………………… 少量
ゆでほうれん草・三つ葉(食べやすく切る)
……………………………………… 各適量

1 なすは皮をむき、5cm長さの拍子木切り
にし、塩水にさらしてアクを除く。ねぎは5
cm長さに切る。

2 鴨肉は皮にフォークなどの先でよく突い
て穴をあける。

3 なべをよく熱し、2の鴨肉を皮目を下にし
て入れる。中火で脂を溶かし出すようにして
焼く。脂が出て皮に焼き目がついてきたら裏
返してさっと焼き、とり出す。1cm厚さに
切る。

4 なべに残っている脂をペーパータオルなど
でふきとり、なすとねぎを入れていためる。
だし、しょうゆ、みりん、砂糖を加え、5分
ほど煮る。

5 別のなべにそば粉と水を入れて木べらでよ
く混ぜ合わせる。ダマがなくなったら中火に
かけ、かき混ぜる。煮立ってから、混ぜなが
ら2～3分火を通す。

6 5をスプーンですくっては4の中に落とし
入れ、3を加えて少し温める。脂を除いて器
に盛り、ほうれん草と三つ葉を添える。

＊鴨の皮は脂肪が多いので、私は食べないよ
うにしていました。

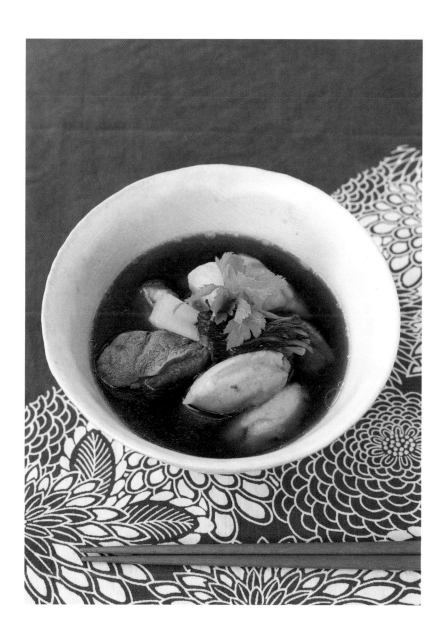

じゃが芋のニョッキ

食欲のある日は、外食したくなる。
イタリアンが食べたくなる。
アルデンテのパスタが食べたくなる。
でもガマンガマン。
そんな日はニョッキを作ろう。
友達を呼ぼう。

●材料／4人分
＜ニョッキ＞
じゃが芋 ………………………………… 500g
薄力小麦粉 ……………………………… 100g
オリーヴ油・パルメザンチーズ　各小さじ2
とき卵 …………………………………… 1/2個分

＜トマトソース＞
トマト …………………………………… 600g
玉ねぎ（みじん切り） ……………… 1/2個分
オリーヴ油 ……………………………… 大さじ1/2
にんにく（みじん切り） ……… 小1かけ分
　┌水 ……………………………… 1/2カップ
a │タイム ………………………………… 1枝
　└ロリエ ……………………………… 1枚
塩・こしょう …………………………… 各少量

オリーヴ油・パルメザンチーズ・生バジル
………………………………………… 各適量

1　トマトソースを作る。トマトは湯むきして
へたと種をきれいにとり除き、みじん切りに
する。
2　なべに油とにんにくを入れ、にんにくの香
りが立つまで弱火にかける。玉ねぎを加え、
中火でしんなりとなるまでいため、1のトマ
トとaを加えて中火で10分煮る。塩・こし
ょうで調味する。
3　ニョッキを作る。じゃが芋は洗って皮つき
のまま半分に切り、蒸気の上がった蒸し器で
20〜30分、やわらかくなるまで蒸す。皮を
むき、ボールに入れてフォークでよくつぶ
し、油とチーズ、卵を加える。最後に小麦粉
をふるって加え、ざっくりと混ぜる。
4　台に軽く小麦粉（分量外）をふり、3をのせ
て直径2cmの棒状にのばしてから2cm長
さに切り分ける。それぞれを指で軽く押さえ
てからフォークの先で溝跡をつける。
5　なべに湯をたっぷりと沸かし、塩少量を加
えてニョッキを入れ、浮き上がってくるまで
ゆでる。
6　ざるにあげて湯をきり、皿に盛りつけ、2
のトマトソースをかける。最後にオリーヴ油
とチーズをかけ、バジルを飾る。
＊私はオリーヴ油を小さじ1/4ほど、チーズ
を小さじ1ほどかけていました。

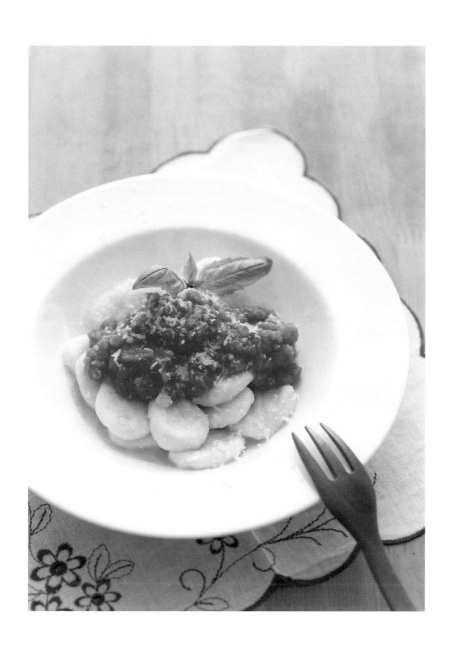

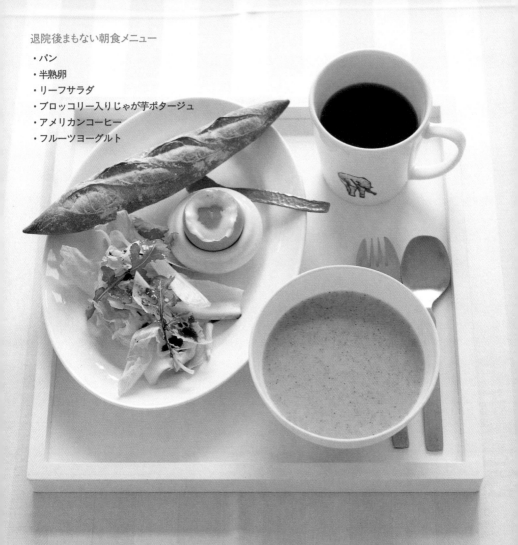

退院後まもない朝食メニュー

・パン
・半熟卵
・リーフサラダ
・ブロッコリー入りじゃが芋ポタージュ
・アメリカンコーヒー
・フルーツヨーグルト

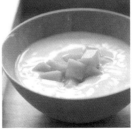

おなかのためにも、乳製品とくだものは欠かせない。特に朝はいつも、ヨーグルト＆フルーツを食べるように心がけている。これはカスピ海ヨーグルトに完熟したメキシカンマンゴーを入れたもの。マンゴーは繊維がかたいので、かならず除いてやわらかいところを小さく切って食べるのがポイント。

退院後まもない
朝ごはん

オペをしたのは、東京にも大雪が降る寒い冬の日のことだった。
私はとびきりの冷え性で低血圧。だから朝はカラダが温まる食べ物がいい。なかでもスープは大好きだった朝ごはんの一つ。

目が覚めるとまずキッチンに行き、うすめのコーヒーをたっぷりといれる。コーヒーを飲みながら、ストックしてあるスープを温め、やわらかい葉のサラダを少しだけ作る。卵をゆで始めたらパンをオーヴンに入れる。
——これが、何度となくくり返された、私の朝の30分。

窓辺のテーブルにセットしたら、朝ごはんの始まり。
スープとお日様のおかげでカラダがじわじわとあったまって、カラダの中が動き始める。すると、「きょうも元気にすごせるよ」って心の活力もわいてくるのだ。

さあ、お花にもお水あげなきゃ。ね。

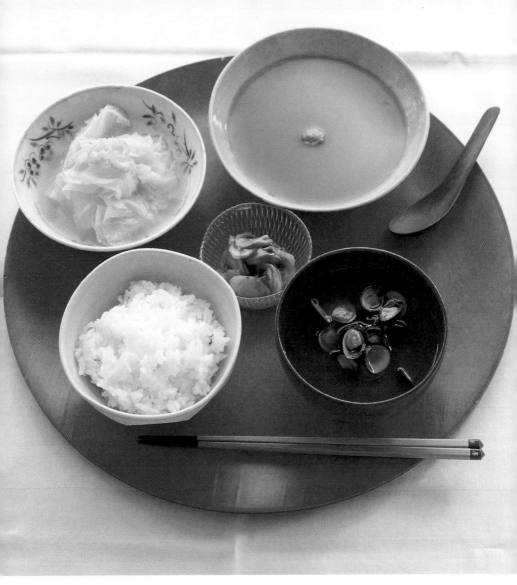

退院後まもない昼食メニュー

・やわらかめのごはん
・寄せ豆腐 銀あんがけ
・白菜のやわらか煮
・きゅうりのごま酢あえ
・シジミのみそ汁

退院後まもない
昼ごはん

朝ごはんのあと、家の用事を少しして、おやつを食べて、お散歩をする。そして、帰ってきたら、お昼ごはんの時間。
「食べるために生きるのか、生きるために食べるのか？」と思うほどに食べることに追われる。だが、深く考える暇もないうちにヒューッと全身の力が抜けて、カラダが「エネルギー・切・れ・た」と発信してくる。補給せねば……とキッチンへ向かう。

おなかがすきすぎて、夜、いっぱい食べておなかが痛くなると怖いから、お昼はしっかり食べておこうと思う。

ごはんとおみそ汁かパンとスープ、これにお肉かお魚かお豆腐、やわらかく煮たお野菜と、酢の物かサラダの組み合わせ。
これが、私の理想のお昼ごはん。

「調子がパッとしなくて食欲もわかない」なんて日には、フグやスッポンやフカひれなどのスペシャルメニューが登場。どれもだてに滋養強壮の冠をつけているわけじゃあない！　食べるとすぐに元気がもりもり出てきて、これからなにをしようかな？　なんて気にもなってくる。だから「あとは寝るだけ」の夕ごはんに食べてはもったいないのだ。

お昼ごはんをゆっくり食べたら、そのあとはまたお散歩したり、本を読んだり。そしてベッドでお昼寝。起きたらまた、おやつの時間♪

これが退院後まもない、"いつもの午後"の過ごし方。

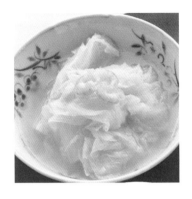

干しエビのうま味を吸い込んだ白菜は最高よ！

白菜のやわらか煮 ♪

●材料／2人分
白菜（中心のやわらかい部分） ……………… 1/4個分
しょうが（せん切り） ………………………… 1/2かけ分
サラダ油 ……………………………………… 小さじ1
┌むき干しエビ ……………………………………… 5g
└ぬるま湯 ……………………………… 約1/2カップ
水 ……………………………………………… 1カップ
1 エビはぬるま湯に30分浸してもどし、足を除く。
2 白菜は芯をつけたまま縦半分に切る。なべに油を
熱してしょうがをいため、香りが立ったら白菜を加
えて表面をさっと焼く。水と1をもどし汁ごと加
え、ふたをして白菜がやわらかくなるまで煮る。

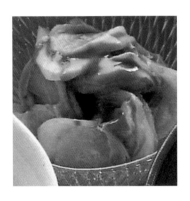

シャキシャキ歯ごたえがうれしい。

きゅうりのごま酢あえ ♪

●材料／2人分
きゅうり …………………………………………… 1本
塩 …………………………………………………… 少量
　┌砂糖・酢 ……………………………………… 各小さじ1
a│練り白ごま ……………………………………… 小さじ2
　└しょうゆ ………………………………………… 少量
1 きゅうりは皮をむき、薄切りにする。塩をまぶし
てしばらくおき、汁けを絞る。
2 aを混ぜ合わせて1をあえる。

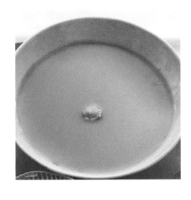

とろ～りあんとほんわか豆腐で心もあったまっちゃう。

寄せ豆腐　銀あんがけ ♪

●材料／1人分

寄せ豆腐（34ページ参照）1人分

a ┌ だし ………………………………… 1/2カップ
　└ しょうゆ …………………………… 大さじ1

b ┌ かたくり粉 ………………………… 小さじ1
　└ 水 …………………………………… 小さじ2

わさび ………………………………………… 少量

1 寄せ豆腐を作る。

2 小なべにaを入れ、煮立ったらbを加え混ぜてとろみをつける。

3 1を器に盛り、2をかけ、わさびをのせる。

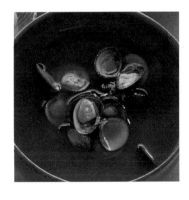

シジミパワーで肝臓を強くしようね。

シジミのみそ汁 ♪

●材料／2人分

シジミ ………………………………………… 1パック

赤みそ ………………………………………… 小さじ2

水 …………………………………………… 2カップ

こんぶ ………………………………………… 5cm

1 シジミは洗ってなべに入れ、水とこんぶを加えて中火にかける。煮立ってアクが浮いたら除く。

2 みそを加えてひと煮し、火を消す。

＊退院後すぐのときは身を残して汁のみでどうぞ。

白菜ラーメン ♪

こってりラーメンは、きっぱり卒業！
あれほど好きだった濃厚スープと極太しこしこめんに、
今は全然魅力を感じない。
逆にその対極、さっぱりスープの白菜ラーメンを食べて
ほのぼのしている今日このごろなのです。

●材料／4人分

白菜(外葉を3〜4枚除いた、中心部のやわ
らかい部分) ………………………… 1/2個分
しょうが(せん切り) ………………… 1かけ分
サラダ油 …………………………… 小さじ2
むき干しエビ ……………………………… 10g
ぬるま湯 …………………………… 約1/2カップ
　┌金華ハム※1(せん切り) …………… 20g
　│ねぎ(せん切り) ………………… 1本分
a │酒 ……………………………… 大さじ3
　└スープストック※2 ……………… 1.5ℓ
塩・こしょう ………………………… 各少量
中華めん※3 …………………………… 4玉
香菜(好みで) ………………………… 少量

※1　手に入らないときは普通のハム4枚で
代用する。

※2　16ページ参照。または、水1.5ℓ＋鶏
がら顆粒だし小さじ1で代用可。

※3　かんすいの少ない、昔っぽいめんまた
は卵めんが消化しやすいのでおすすめ。

1 エビはぬるま湯に30分浸してもどし、足を
とり除く。

2 白菜は芯をつけたまま縦4等分に切る。

3 中華なべに油を熱してしょうがをいため、
香りが立ったら白菜を加えて表面をさっと焼
く。1を汁ごと加え、aを加えてさらに煮る。
煮立ったらアクを除き、ふたをして中火で
20分煮、塩・こしょうで味をととのえる。

4 中華めんをゆで、器に入れて3の汁を注
ぎ、白菜をのせる。好みで香菜を散らす。

＊退院後すぐのときの私は、白菜は上のやわ
らかい部分だけ、めんはやわらかめにゆで
て、少なめに食べていました。

＊ゆっくり食べることを忘れずに。

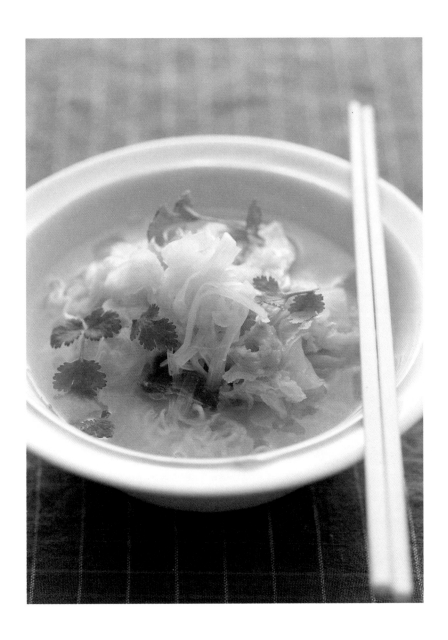

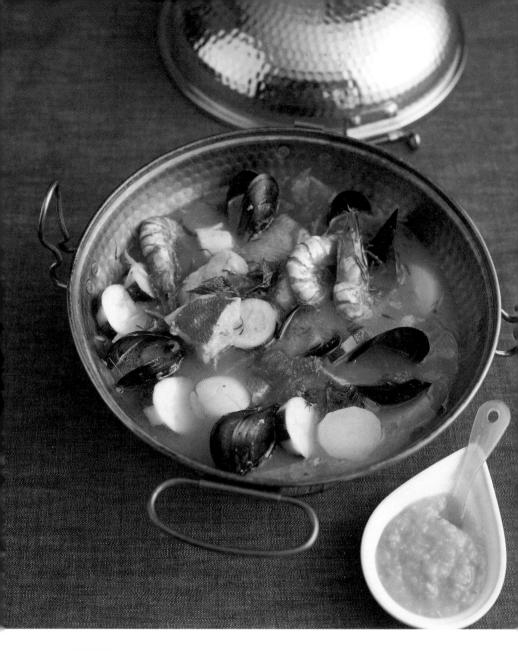

退院後まもない夕食メニュー

・ブイヤベース
・リゾット
・フルーツマリネ

退院後まもない
夕ごはん

夕方になると、よくママやお姉ちゃんたち家族や友達が来てくれて、いっしょに夕ごはんを作って食べた。一人のごはんよりも断然楽しくておいしくて……。だから、みんなには感謝感謝です。

そんな日の夕ごはんは、お刺し身か煮魚に、やわらかい野菜の煮物とお浸しが定番。これはみんなの分を一人づけ。私の分だけかる～く盛りつける。ほかの人には、お肉やたっぷりのサラダも大皿でテーブルにドーンと出す。もちろん私も、少しだけご相伴させてもらうこともある。

なべ物もよく登場した。ただし、なべ物は、みんなにつられて、ついつい食べすぎてしまうという危険をはらんでいる。そこで私が考えたルールとは……

1　おなべには、いちばん最後に箸をつけること。
2　器にとるときは、少なめに。おかわりは2回まで。
3　おしゃべりを楽しみながら、ゆっくり食べる。
――要するに、お上品にふるまえばいい。

では一人のときはというと、おかゆ中心の軽い夕ごはんが多かった。
さびしくなることもあったけど、私にとって、まだまだ楽しいこと＝疲れること。だから一人でジトーッと食べて、むだなエネルギーを使わず明日に蓄える。こんな時間も必要、たいせつ。

昨日より少しでもカラダが楽で、ココロも元気で一日のおわりを迎えると、すごくホッとする。そして「きょうもがんばったね。明日も気持ちよく目が覚めますように」とつぶやいて、眠りにつく日々が続いた。

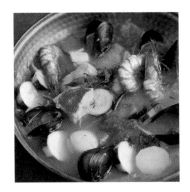

ブイヤベース ♪

寒い中、お見舞いに来てくれる人たちには、
自慢のブイヤベースをごちそうしたくなる。
みんなのおいしい笑顔が私の元気のミナモト。
病気のときでもそれはおんなじ。
いつだって変わらない。

●材料／4人分

キンメダイ（骨つき）	4切れ
有頭エビ	4尾
ホタテ貝柱	4個

a
┌ ねぎ（せん切り）	1/2本分
玉ねぎ（せん切り）	1/2個分
にんにく（すりおろし）	1/2かけ
オリーヴ油	大さじ1
あればサフラン	ひとつまみ
└ 塩・こしょう	各少量

b
┌ じゃが芋	4個
トマト	3個
ロリエ	1枚
ディル	2〜3枝
└ 水	1ℓ

白ワイン	1/2カップ
ムール貝	8個
ズッキーニ	1本
塩・こしょう	各少量

1 キンメダイは1切れを2〜3つに切る。エ
ビとホタテをボールに入れ、aを加え混ぜ、
20分ほどマリネする。

2 じゃが芋は皮をむいて1cm厚さの輪切り
にする。ズッキーニは皮を縞にむいてじゃが
芋と同様に切る。トマトは湯むきし、へたと
種をきれいに除いて4つに切る。

3 なべにbを入れて火にかけ、煮立ったら弱
火で10分煮る。じゃが芋が煮えたらルイユ
（にんにく入りソース）用に3切れほどとり出
す。

4 3にワインを注いで煮立てる。1、ムール
貝、ズッキーニを半分ずつ加え、5分ほど中
火で煮て塩・こしょうで味をととのえ、食卓
へ！　なべ料理の要領で、随時材料を加えて
煮ながら食べる。

＊退院後すぐの人は、ムール貝の身は消化が
悪いので残す。

お客様用の薬味です。私はがまん。

ルイユ

●材料（4人分）と作り方
ブイヤベースの作り方3でとり出したじゃ
が芋を熱いうちにフォークでつぶし、オリー
ヴ油大さじ3を少しずつ加えながら混ぜ合わ
せる。パプリカ1/6個分のすりおろし（パプ
リカパウダー少量で代用可）と塩、にんにく
のすりおろし1かけ分を加え、混ぜる。

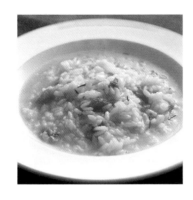

古今東西、おなべの締めは、
やっぱりごはんでしょ！
リゾット ♪

●材料（４人分）と作り方
なべ料理を食べたあとのスープに、ごはんを２膳ほ
ど加えてさっと煮るだけ。

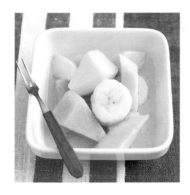

これでお口もクールダウン。
フルーツマリネ ♪

●材料／４人分

パパイヤ ……………………………………………	1/2個
マンゴー ……………………………………………	小１個
バナナ ………………………………………………	１本

シロップ	オリゴ糖シロップ（市販品） …………	大さじ４
	水 …………………………………………	大さじ６
	ライトラム ………………………………	小さじ２
	ライム（表皮をすりおろす）……………	少量
	ライムの搾り汁 …………………………	小さじ１

1 パパイヤとマンゴーは種を除き、皮をむいて乱切
りにする。バナナは皮をむいて１cm厚さに切る。
2 シロップの材料を混ぜ、1を加えて冷やす。

ちゃんこなべ ♪

「これからは、一口30回噛むことにしたの」と、
ちゃんこをほお張りながら自慢げな私。
「へー、でもすごい大口だね。30回で意味あるの?
それにすごい速い噛み方…」とRomi。
退院3日目のがん患者には、友の毒舌が妙にうれしかった。
忘れられないちゃんこの思い出。

●材料／4人分

鶏団子
- 鶏胸ひき肉 ························ 250〜300g
- しょうが汁 ························ 小さじ1
- 玉ねぎ ························ 1/4個
- みそ・酒 ························ 各小さじ2
- 卵黄 ························ 1個

生麩※1 ························ 1本
生湯葉 ························ 2枚
キャベツ ························ 小1/4個
大根 ························ 400g
にんじん ························ 小1本
里芋 ························ 4個
ねぎ ························ 1本
三つ葉(2cm長さに切る) ········· 適量
だしまたはスープストック※2 ········ 1.5ℓ
a□酒・しょうゆ ·············· 各大さじ2

※1　写真のなべではよもぎ麩と粟麩を1/2本ずつ使用。
※2　16ページ参照。

1 鶏団子の材料をよく混ぜ合わせる。

2 生麩は一口大に、湯葉は食べやすい大きさに切る。

3 里芋以外の野菜は1cm角に切る。里芋は皮をむいて約2cm角に切り、ゆでこぼす。

4 なべにだしとaを入れ、3を加えて煮る。煮立ったら、中火にしてさらに10分ほど煮る。1を適当な大きさにスプーンですくっては入れ、アクを除き、野菜と鶏団子に火が通るまで煮る。

5 最後に2を加えて2〜3分煮、三つ葉を散らす。

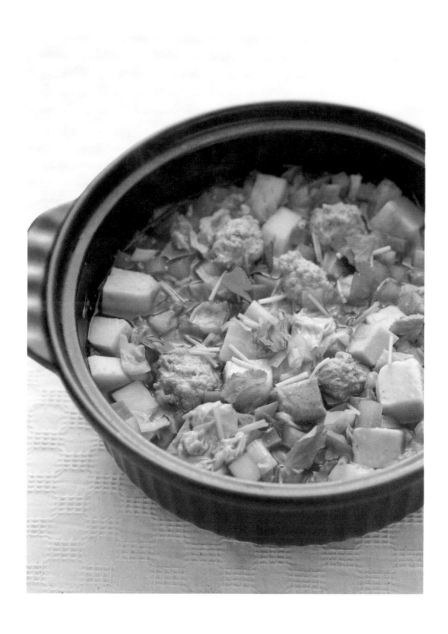

退院してすぐのころは、突然カラダの力が抜けて、めまいに襲われることが少なくなかった。

そこで、友達でもあるドクターのアドバイスもあり、散歩などの外出時には高カロリーで吸収が速い食品として、チョコレートを携帯してみた。これが私の「携帯食」のはじまり。ちょっと疲れたかな？　と思ったら、すぐにひとかけらを口に入れる。これはとても効果的だったが、毎日となるとオペ後すぐのおなかには少し重たい。

最終的に落ち着いたのは、やさしい味のあめ玉とフルーツゼリーとビスコ。効果も遜色なく、おなかにもやさしい。これらを携帯しやすいようにラッピングしたり、容器に入れて持ち歩いた。

また、つねに息が切れてのどがかわいていたため、こまめに水分補給も行なった。消化吸収がよくてカロリーの高い、スポーツドリンクを持ち歩いた。

生活範囲がさらに広がってくると、この「携帯食」はより重要になった。活動量は増えるものの、食事の量が追いつかないためか、場所を問わず、ものすごい空腹感に突然襲われる。

がまんしているうちに手足はガクガク、息も苦しくなる。だからバッグには、飲み物とあめ玉、小さいおにぎりやクッキーをいつも入れておいた。そして、どこででも人目を気にせず栄養補給をした。

消化と腹持ちがよく、傷みにくい食べ物であれば、手作りでも市販品でもいい。とはいえ、できるだけカラダにいいものを選ぶようにした。

体力がついて、おなかがすいても、ある程度の時間、がまんできるようになるまでの約3年間、こんなふうにして「携帯食」生活を送った。

「携帯食」も
スマートに楽しんで

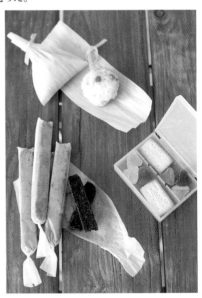

●黒ごまクッキー
バターのかわりに黒ごまペーストで作ったカロリーバー。微量栄養素がとれるのもうれしい。
●おにぎり
焼きのりは消化が悪いのでオペ後すぐのおなかにはよくない。また、香りが周囲に漂うので、さりげなく食べたい「携帯食」には不向きでもある。そこで、おぼろ昆布やふりかけをまぶしたおにぎりに。
●ビスコ
ほどよい甘さでサイズもいいビスコは、市販品ながらも立派に「携帯食」として機能した。

2

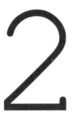

ほんとのはじまり

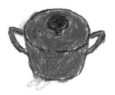

5月、腸閉塞の入院が長引いていた。回復してきた気力も体力も、なにもかもが、ものすごく大きなダメージを受けちゃった。
「こういうのをくり返して、再発するんだぁ……」
そんなことを思うほど、私は弱気だった。

引き金は便秘。野菜の食べすぎで、動きの鈍いおなかが完全に詰まったのだ。なのに私は入院するまでそのことに気づかずにいた。

あんなに苦しいのは、もう金輪際こりごり。
「これからは、おなかともっと仲よくつき合っていかなきゃダメ」そう、ココロに深く刻む。がんよりべんの問題が先決だ。

がんの本だっていっぱい読み始めた。読むほどに食生活との関係が見えてきて、「ほら、やっぱりね」と思う。でもこれからどうすればいいのか、なかなかその先に進めない。

この若さでがんになったってことは、よっぽどがんに好かれてたのね、私。そう思ってかつての食パターンと大腸がんの情報とを見比べてみた。なるほど、リスクを上げる食べ物が好きで、下げる物はあまり好きじゃない。じゃあ、食べすぎてた物をやめて足りなかった物を食べれば、がんに嫌われるカラダになれるってこと？

たどりついたのは、きわめて単純な答えだった。

けれど、軟弱な私が、好きな物を一生がまんできるんだろうか……Yesだよ、もう気持ちを切り替えるしかないの。これからは新しい、おいしい発見を楽しんでいこう。だって、後悔するのはイヤでしょ？

いつか、気持ちいい自分のスタイルが見つかるはず。
きっとうまくいく。

きっかけ

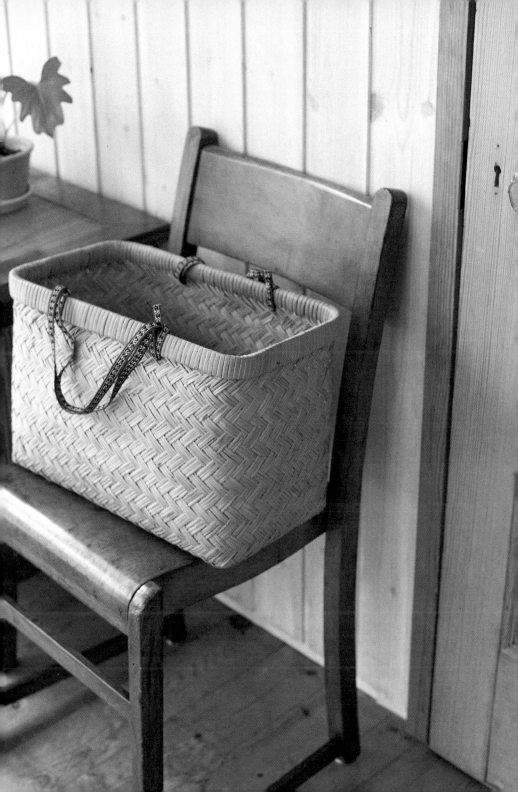

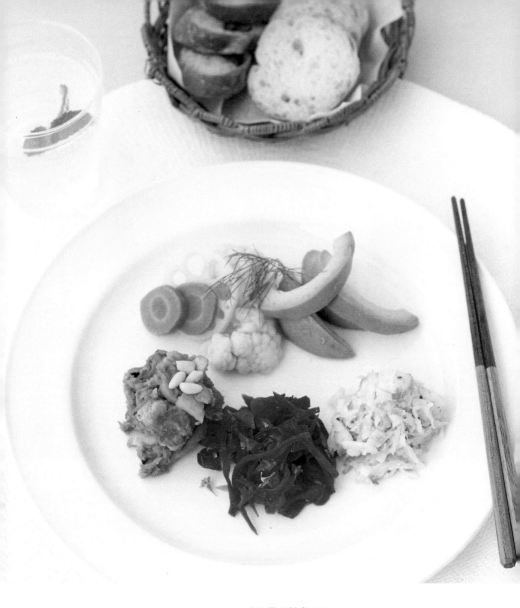

ある日の朝食メニュー

・パン
・アボカド
・常備菜（キャベツのサラダ、紫キャベツのサラダ、
かぼちゃのサラダ、ピクルス）
・ペリエ。ミントを浮かべて。

朝ごはんは大事

私はお肉と乳製品が大好き。でも思いきってもう食べないって決めた。油もできるかぎり控えよう。そう思ってカラダとおなかの調子を整える食事を考えてみたら、朝ごはんはこんなふうになった。

1 　ノンオイルか植物オイルのパン（カンパーニュやベーグルなど）
　　を選ぶ。バターたっぷりペストリーやマフィンは×。
2 　パンにつけるならアボカドかオリーヴ油を少し。
3 　コーヒー、紅茶、スープには豆乳を入れる。
4 　野菜をいっぱい食べる。
5 　フルーツをいっぱい食べる。
6 　プロバイオティクスヨーグルトをかならず食べる（乳製品だけど例外）。
7 　水分をいっぱいとる。

なんだかきまりだらけの印象だけれど、なかなかどうして、毎日おいしい朝ごはんを食べている。それに和食なら、なんの苦労もない。

不規則な食事にも、もう戻ってはいけないと思っている。
朝と昼はちょこっとずつ、夜は遅い時間にドカンと食べる、のくり返しだった過去。リズムがおかしいせいか、いつも朝から調子がへなちょこだった。だから「朝ごはんをちゃんと食べよう。食事とカラダのリズムは朝作られる！」と肝に銘じている。仕事が忙しいときは特に。

とはいえ、体調に合わせることもたいせつ。だから「絶対食べなきゃ」とは、がんばらない。おかゆにしたり、食べなかったり……そんな日もたまにはあるけれど、継続は力なり！　なのだ。

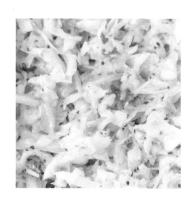

抗がん効果が高いキャベツ。
毎日ムシャムシャ食べようね。

キャベツのサラダ ♪♪♪

●材料／作りやすい分量

キャベツ ……………………………………… 1/2個
塩 ……………………………………………… 小さじ1/2
a ┌ 酢 …………………………………………… 大さじ1 1/2
  │ マヨネーズ・オリーヴ油 ………… 各小さじ2
  └ 粒入りマスタード …………………… 大さじ1

1 キャベツは太めのせん切りにしてボールに入れ、塩をまぶして約10分おく。

2 しんなりとなったらギュッと汁けを絞り、a を加え混ぜる。

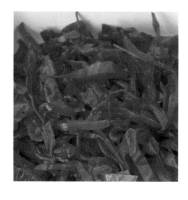

ポリフェノールをとって、
さびないカラダを目指そう。

紫キャベツのサラダ ♪♪

●材料／作りやすい分量

紫キャベツ ……………………………………… 1/2個
赤ワインヴィネガー …………………………… 大さじ1/2
＜ソース＞
赤ワインヴィネガー・サラダ油 ……… 各大さじ1
赤黒い色のジャム（ブルーベリーまたはブラックカラントなど） ……………………………… 約大さじ1/2
塩・黒こしょう ………………………………… 各少量

1 キャベツは5mm幅のせん切りにしてやわらかく塩ゆで（塩は分量外）にする。

2 ざるにあげて湯をよくきり、なべに戻し入れてヴィネガーをふり、さます。

3 ソースの材料をよく混ぜ合わせ、2 をあえる。

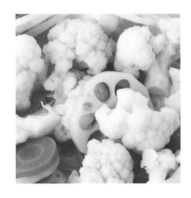

和洋中なんにでも合う超便利常備菜。

ピクルス 𝅘𝅥𝅮𝅘𝅥𝅮

●材料／作りやすい分量

カリフラワー	……………………………… 小1株
にんじん	………………………………… 1/2本
れんこん	………………………………… 小1節
酢・砂糖	……………………………… 各2カップ
塩	…………………………………… 小さじ1

1 カリフラワーは小房に分けてゆで、ざるにあげて
さます。にんじんは皮をむいて厚めの輪切りにす
る。れんこんは皮をむいて薄く輪切りにし、酢水
(分量外)にさらす。

2 ほうろう引きのなべに酢、砂糖、塩を入れて煮と
かし、にんじんとれんこんを加えて中火で4～5分
煮て、さます。カリフラワーを加えてひと混ぜし、
一晩おいてから食べる。

＊かためが好みの人は加熱時間を短めに。

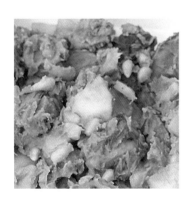

ビタミンA・C・Eの免疫力アップの
三強そろい踏み。

かぼちゃのサラダ 𝅘𝅥𝅮𝅘𝅥𝅮𝅘𝅥𝅮(𝅘𝅥𝅮𝅘𝅥𝅮)

●材料／作りやすい分量

かぼちゃ(種を除く)	……………………… 250g
りんご	…………………………………… 1/2個
バルサミコ酢・松の実	………………… 各大さじ1
マヨネーズ	……………………………… 小さじ2
オリーヴ油	……………………………… 小さじ1
塩・こしょう	…………………………… 各少量

1 かぼちゃは皮をところどころむいて小さめの角切
りにする。耐熱ボールに入れてラップをし、電子レ
ンジで約3分加熱する。

2 りんごは皮をむいて芯を除き、いちょう切りにし
て1のボールに加え、ラップをして電子レンジで1
分加熱する。水けをきって塩とバルサミコ酢を加え
混ぜ、ラップをしてあら熱をとる。

3 松の実、マヨネーズ、油、こしょうを加え、混ぜ
合わせる。

＊松の実を入れなければ 𝅘𝅥𝅮𝅘𝅥𝅮 の時期からでもOK。

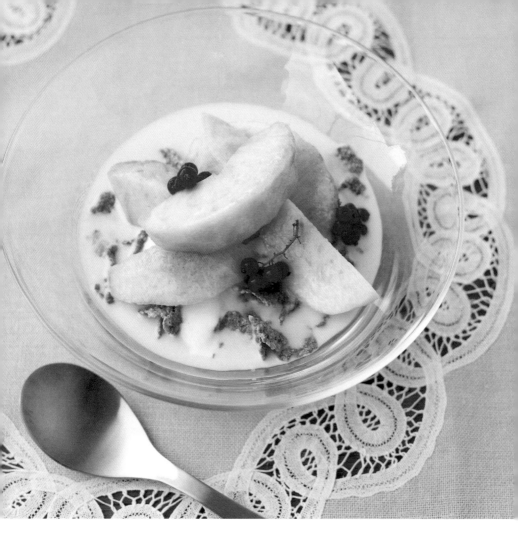

小さいときから唯一好きなフルーツの桃。
甘い桃とシリアルと豆乳、
そしてヨーグルト。
四者のマッチングは絶妙だ。
栄養バランスはいいし、
らくちんでとびきりおいしい。
だから、これが私の夏の定番朝ごはん。

桃とブランフレーク ♪♪

●材料（1人分）と作り方
1 器にシリアルのオールブランかブランフレーク（ときには2つをミックスして）を30gきっちり計って入れる。無調整豆乳3/4カップを加え、カスピ海ヨーグルト100gをのせて10分おく。
2 冷やした桃1個の皮をむいて適当に切り、1の上にのせる。すぐりの実があれば、ちょこっとのせる。

全粒穀物

丸ごとの穀物——玄米や全粒小麦は大腸がんを予防するというから、すごく魅力的。そのうえ便通にも抜群の効果があるらしいから、ますます魅力的。

そこで、オペ後から5か月経ったころ、自然食レストランで玄米を少し食べてみたら、その夜おなかがムギューと固まってしまった。後悔先に立たず。玄米の繊維はかたくてガンコ。苦しかった。

なのに半年も経ったら、また興味がわいてきた。
今度は慎重に、家で発芽玄米とオールブランを試してみた。玄米はお米と半々でやわらかめに炊く、フレークは豆乳によく浸して、どちらもよく噛んで食べる、というふうに慎重に。

おなかは大丈夫だった！

翌日、キャーって叫びたいほどの効果ともご対面できたから、それ以来、おなかと相談しながらほどほどの量を食べ続けている。

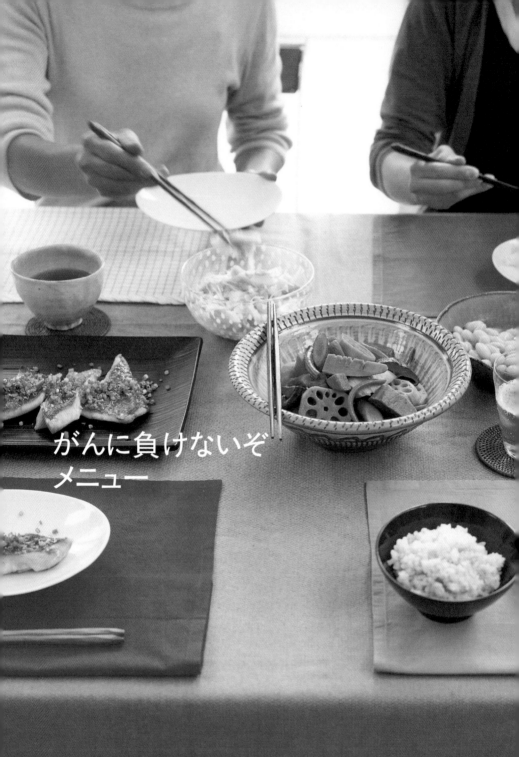

がんに負けないぞ
メニュー

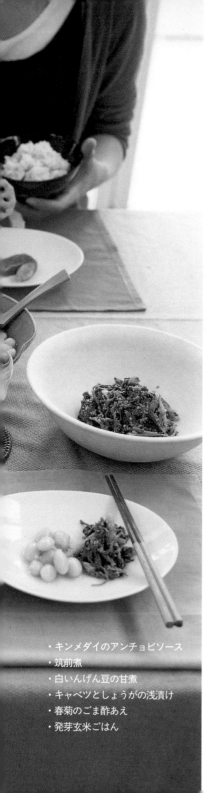

・キンメダイのアンチョビソース
・筑前煮
・白いんげん豆の甘煮
・キャベツとしょうがの浅漬け
・春菊のごま酢あえ
・発芽玄米ごはん

ずっと植物性の食べ物に惹かれ続けている。

日々のたんぱく質は、大豆製品（お豆腐類と納豆と湯葉と豆乳）とほかのお豆、そしてお麸が中心。中華やエスニックや洋風にもよく合うから、毎日食べても飽きることがない。そこに魚介と卵のおかずを1/3くらい加えているので、スタミナもきれない。そんなペースの食事をしてきて実感する。これがほどよい私のバランスかな、と。

油類も植物性オンリーにした。油とつくものはいっさいダメという人もいるけれど、私は食べすぎない程度に、少しは必要だと思っている。だからフライもたまには作るし、カレーだって作る。量さえちゃんとコントロールすれば大丈夫、とカラダが感じるのだ。

それから、なにがなくても野菜は絶対に食べる。できるだけ旬のものを選んで、いろんな色のものをとり合わせる。最近では「強迫観念？中毒？」と思うほど、野菜が好きになった。この変化には自分でも驚きだ。特に、根菜はおなかのためにも欠かさない。

だけど今でも、心のすみっこに、「いつかは大好きな東坡肉をおなかいっぱい食べてやる」ともくろむ悪魔がすんでいる。ただこのごろ、その悪魔が徐々にしぼんできているみたいだ。

今の“おいしい生活”が、それなりに楽しくて、私に合ってきた証拠かな？　そんな気がしている。

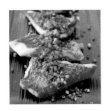

玄米ごはんによく合うイタリア総菜です。

キンメダイのアンチョビソースがけ ♪♪

●材料／4人分

┌キンメダイ ………………… 4切れ	
└塩・こしょう ……………… 各少量	
にんにく（みじん切り） …… 大1かけ	
オリーヴ油 …………………… 大さじ1	
アンチョビ（フィレ） …………… 4枚	
水 …………………………… 大さじ2	
こしょう ……………………… 少量	
あさつき（小口切り） …………… 適量	

1 キンメダイの皮にごく軽く塩・こしょうをふり、魚焼きグリルで色よく焼く。

2 小さいフライパンににんにくと油を入れ、にんにくがきつね色になるまで弱火でゆっくりといためる。

3 アンチョビは水でさっと洗って水けをふき、2に加える。アンチョビがとけてきたら、水を加えて煮立て、こしょうをふって火を消す。

4 1を皿に盛って3をかけ、あさつきをたっぷりと散らす。

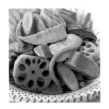

根菜オンパレード！
おなかと相談しながらどうぞ。

筑前煮 ♪♪♪

●材料／4〜5人分

ごぼう・にんじん・生麸 … 各1/2本	
れんこん …………………………… 1節	
里芋 ………………………………… 6個	
ゆで竹の子（やわらかいもの） 小2個	
生芋こんにゃく …………………… 1/4枚	
干ししいたけ（もどす） …………… 4枚	
さやいんげん ………………… 8〜10本	
サラダ油 …………………………… 小さじ2	
砂糖 ………………………………… 大さじ1	
a┌干ししいたけのもどし汁 1/2カップ	
└みりん・酒・しょうゆ 各大さじ2	

1 ごぼうは皮を包丁の背でこそげて約5mm幅の斜め切りに、れんこんは皮をむいて7〜8mmの輪切りにし、ともに水にさらす。

2 しいたけは軸を除いて2つに切る。にんじんは皮をむいて乱切りに、里芋は皮をむいて一口大に切る。竹の子はくし形に切る。こんにゃくは薄めのそぎ切りにして下ゆでする。生麸は一口大に切る。

3 なべを火にかけて温め、こんにゃくをからいりする。油を加え、水けを軽くきったごぼうとれんこん、里芋を加えて中火でいため合わせる。全体に油がまわったら、にんじんとしいたけを加えてさらにいためる。

4 焦げそうになってきたら、砂糖を加えてさらにいため、少しカラメル色になったら竹の子とaを加える。水をひたひたに注ぎ、煮立ったらアクを除いて落としぶたをし、中火で10分煮る。生麸を加え、さらに10分煮る。

5 沸騰湯でさやいんげんをさっとゆで、食べやすく切る。4に加えて2〜3分煮る。

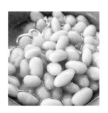

いっぱい作って密閉袋に
小分けフリージングしておこう。
白いんげん豆の甘煮
♪♪♪

●材料／作りやすい分量

白いんげん豆(乾) ……………………………………… 1袋
砂糖 ………………………………… 豆の重量の1/3〜1/2量
塩 ………………………………………………… ひとつまみ

1 豆はなべに入れ、たっぷりの水を加えて2〜3時間浸してもどす。火にかけ、煮立ったらアクをていねいに除き、オーブンシートかアルミホイルで落としぶたをして弱火で約2時間煮る。

2 指でつぶれるくらいにやわらかくなったら、砂糖を加えて約20分煮る。塩を加えて火を消し、さめるまでおいて味をしみ込ませる。

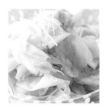

最強ペアでがんをKOしちゃえ。
キャベツとしょうがの
浅漬け ♪♪♪

●材料／4人分

キャベツ ………………………………………………… 6枚
しょうが ……………………………………………… 2かけ
塩 …………………………………………………… 小さじ1

1 キャベツは食べやすくザクザクと切る。しょうがは細くせん切りにする。

2 ポリ袋に**1**を入れて塩をふり入れ、口を閉じて袋ごと軽くふりながら塩がキャベツ全体にいきわたるようにする。口を縛り、冷蔵庫に入れて一晩おく。

3 袋の上から全体をもみ、軽く汁けを絞る。

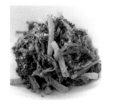

やわらかめにゆでると
独特の甘味が出る。お試しを。
春菊のごま酢あえ
♪♪♪(♪♪)

●材料／4人分

春菊 ……………………………………………………… 1束
白いりごま …………………………………………… 大さじ6
a ┌ 砂糖 ………………………………………………… 大さじ1
  └ しょうゆ・酢 ………………………………… 各大さじ1/2

1 春菊は少しやわらかめに塩ゆでし、冷水にとってさます。水けを絞って3cm長さに切る。

2 すり鉢にごまを入れてあらめにすり、aを加え混ぜ、**1**をあえる。

＊いりごまの代わりに練りごまを使えば♪♪の時期からでもOK。

ラタトゥイユ 🎵🎵

抗がん効果の強い
野菜がゴロゴロ入ったラタトゥイユ。
適度な油と食物繊維がおなかの調子も整えてくれる。
本来夏向きのお総菜だけど、
冬にも熱いのをフーフーしながら食べよう！

●材料／4～6人分
┌ なす ………………………………… 4本
│ ズッキーニ ……………………………… 1本
└ 塩 …………………………………… 大さじ1/2
紫または普通の玉ねぎ・パプリカ(赤・黄)
………………………………… 各1/2個
ピーマン・完熟トマト ……………… 各3個
┌ オリーヴ油 ………………… 大さじ2
a │ にんにく ………………………… 3かけ
└ 赤とうがらし ……………………… 1本
┌ ロリエ …………………………… 1枚
│ 水 …………………………… 1/4カップ
b │ 塩・こしょう ……………………… 各少量
│ 好みのハーブ(バジル、タイム、
└ ローズマリー、パセリなど) ……… 適量
白ワインヴィネガー ………… 大さじ1～2

1 なすは1cm幅、ズッキーニは2cm幅の輪切りにする。ボールに入れて塩をまぶして10分ほどおく。アクが出てきたら水で洗い流し、ギュッと水けを絞る。

2 玉ねぎはくし形切り、パプリカとピーマンはへたと種を除いて乱切りにする。トマトは湯むきし、へたと種を除いて8つに切る。

3 なべにaを入れて弱火でいためる。にんにくがうすく色づいてきたら玉ねぎを加え、しんなりとなるまでいためる。パプリカ、ピーマン、**1**を加えていためる。野菜の色が鮮やかになったら、bを加えてふたをする。強めの弱火で15分間蒸し煮する。

4 トマトを加えて再びふたをし、10分煮る。全体をかき混ぜ、さらに5分煮てヴィネガーを加え混ぜる。アツアツでも、冷たくしても、どちらでもおいしい。

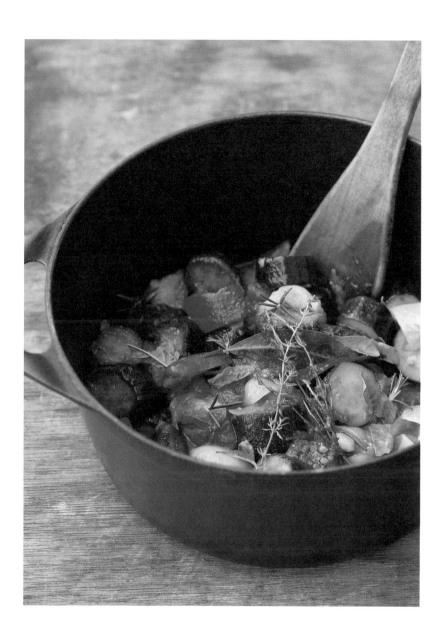

ス・フ・ダ ♪♪

私は酢豚が大大大好き。
だけど肉断ち中の身の上ゆえ、食べられない。
そうしたら友達のサーちゃんが作ってくれたのがこれ。
味はまさに酢豚だ！
で、2人で命名したのが「麩」にかけてス・フ・ダ。

●材料／2～3人分

車麩	………………………………	大4個
a ┌ しょうゆ	……………………………	大さじ1/2
│ しょうがの搾り汁	…………………	小さじ1
└ こしょう	………………………………	少量
とき卵	………………………………	小1個分
かたくり粉	……………………………	大さじ2 1/3
玉ねぎ	………………………………	1/2個
赤ピーマン	……………………………	1個
山芋	…………………………………	10cm
ブロッコリー	…………………………	小1/2株
カリフラワー	…………………………	小1/4株
サラダ油	………………………………	大さじ1 1/2
b ┌ しょうゆ・酒	……………………	各大さじ2
│ 酢	…………………………………	1/4カップ
│ 砂糖	………………………………	大さじ2 1/2
│ かたくり粉	…………………………	小さじ1
│ 水	…………………………………	1/4カップ
│ バルサミコ酢	………………………	大さじ2
└ こしょう	………………………………	少量

1 麩は水に浸してもどし、ギュッと絞ってボールに入れ、aで下味をつける。

2 玉ねぎはくし形切り、ピーマンはへたと種を除いて乱切りにし、ブロッコリーとカリフラワーは小房に分ける。山芋は皮をむいて1.2cm幅の輪切りにする。

3 bをよく混ぜ合わせる。

4 フライパンでブロッコリーとカリフラワーをやわらかくゆでてざるにあげる。

5 フライパンの水けをペーパータオルでふき、油大さじ1を入れて火にかける。麩に卵とかたくり粉をもみ込むようにして順につけ、1つずつフライパンに入れ、中火で全体をカリッと香ばしく焼く。

6 フライパンから麩をとり出し、残りの油を熱して玉ねぎを入れ、しんなりとなるまでいためる。ピーマンと山芋を加えていため、bを加えて煮立てる。ブロッコリー、カリフラワー、麩を戻し入れ、とろみがつくまで軽く煮る。

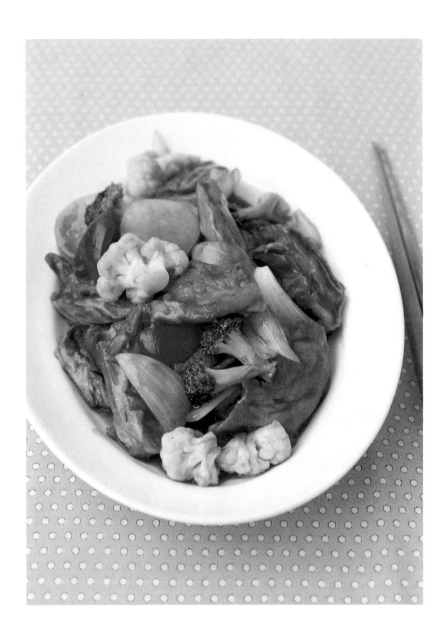

トーフカレー ♩♩♩

日本人の国民食カレーライスには、
意外なことに油がどっぷり入っている。
お店のカレーはもちろん、じつはカレールウだって
動物性脂肪がたっぷりなのだ。
だから私は丹精込めて、超ヘルシーカレーを作る。
ムフフ、というほどおいしいです。

●材料／4人分
もめん豆腐 ……………………………… 1丁
玉ねぎ（みじん切り） …………………… 2個
にんにく・しょうが（各みじん切り）
　…………………………………… 各1かけ
クミンシード ………………………… ひとつまみ
カレー粉 ………………………………… 大さじ2
アーモンドプードル …………………… 大さじ3
サラダ油 ……………………………… 大さじ1 1/2
　┌─ トマトの水煮（缶詰め） ………… 150g
　│　ヨーグルト ……………………… 大さじ3
　a│　スープストック※ ………………… 1ℓ
　│　ロリエ …………………………… 1枚
　└─ 塩・こしょう ………………… 各少量
じゃが芋 ………………………………… 2個
にんじん ……………………………… 1/2本
温かいごはん …………………………… 適量
※16ページ参照。または、水1ℓ＋固形チキ
ンブイヨン1個で代用可。

1 豆腐は、やわらかければふきんで包み、重
石をして水きりする。かたいものならそのま
ま使う。縦半分に切り、約1.5cm厚さに切
って塩とこしょう（各分量外）、カレー粉1/3
量をまぶす。

2 なべに油大さじ1とクミンシード、にんに
くを入れて弱火でいためる。いい香りが立っ
てきたら、玉ねぎとしょうがを加えて強火で
いためる。焦げてきたら水を少し加え、焦げ
をとかすようにしながら、あめ色になるまで
いため続ける。

3 玉ねぎをなべの脇に寄せ、残りの油を熱し
て豆腐を加え、中火で両面を香ばしく焼く。

4 全体を混ぜ合わせ、残りのカレー粉とアー
モンドプードルを加えていため、aを加え、
トマトをつぶしながら混ぜる。煮立ったらア
クを除き、弱火で約1時間煮る。

5 じゃが芋とにんじんは皮をむいて乱切りに
し、なべに加えて約15分煮る。

6 器にごはんを盛り、**5**をかけ、好みで福神
漬けやらっきょうを添えて食べる。

＊一晩おくと、いっそうおいしい。

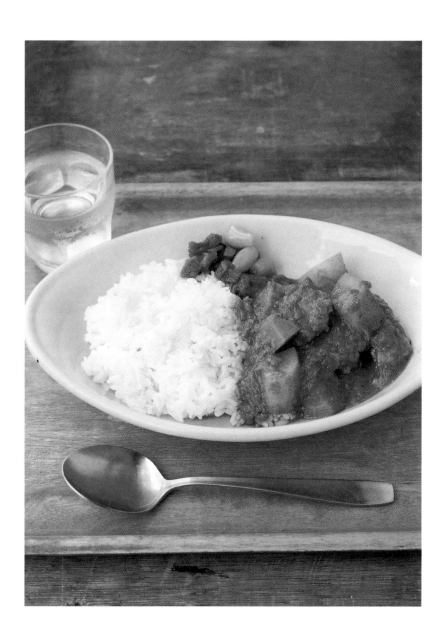

マイルドタイカレー ♩♩

おなかが少し元気になってきたら、
どうしてもカレーが食べたくなった。
でも普通のカレーライスは重たいしなぁ……。
「そうだ！ タイカレーにしよう」と、思った日から、
何十回作ったことか。
お豆腐でもホタテでもタラでもおいしいよ。

●材料／4人分

玉ねぎ（すりおろし） ………… 1/4個分
にんにく・しょうが（各すりおろし）
a ………… 各1かけ分
香菜の茎（みじん切り） ……… 小さじ1
カレー粉 ……………… 小さじ2〜3
サラダ油 ………………………… 小さじ2
無頭エビ ………………………… 16尾
水 …………………………… 2 1/2カップ
ズッキーニ・さつま芋 ……… 各小1本
あればハーブ（あれば、こぶみかんの葉1枚
と生のレモングラス20cm）
青とうがらしまたはししとうがらし
………… 4〜8本
ナンプラー ………………………… 大さじ1
ココナツミルク ……………… 大さじ2〜3
塩・こしょう・砂糖 ……………… 各少量
温かいごはん ……………………… 適量
香菜とミントの葉 ………………… 各少量
ライム（くし形に切る） ………… 1個

1 aはよく混ぜる。エビは尾を残して殻をむき、背ワタを除いて塩・こしょう（各分量外）をふる。ズッキーニは皮をしま目にむいて1cm幅の輪切りに、さつま芋は皮を厚めにむいて同様に切る。ともに水にさらしてアクを除く。

2 なべに油を熱してaを入れ、油のはねに注意しながら中火でいためる。いい香りが立ってきたらエビを加え、軽くいため合わせる。

3 水、さつま芋、ハーブを加えて約5分煮る。

4 ズッキーニと青とうがらし、ナンプラーを加えて5分ほど煮て、ココナツミルクを加え、塩・こしょう・砂糖で味をととのえる。

5 器にごはんを盛り、4をかけて香菜とミントの葉を添える。ライムを搾ってカレーに混ぜて食べる。

＊♩♩の時期の人は青とうがらしを残しましょう。

♩♩♩の時期になったら赤とうがらしを加えてもっと辛くして楽しんでもいい。

＊市販のペーストはこれに比べてもっと刺激が強いので、♩♩♩になってから。

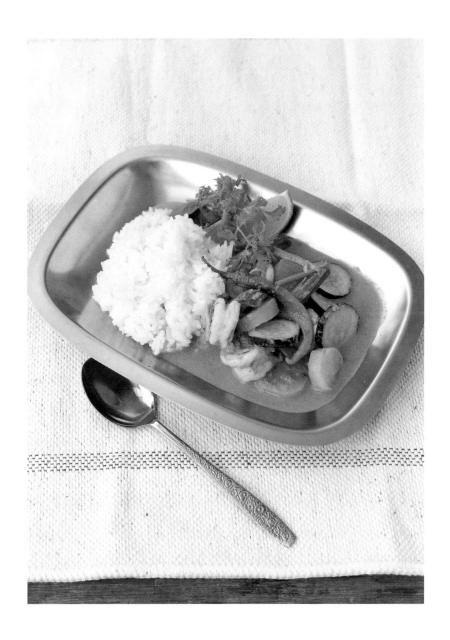

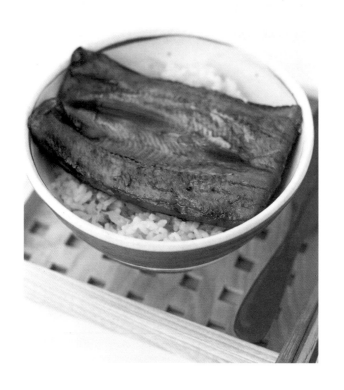

ウナギの脂は消化が悪いが穴子の脂は消化がいいらしい!?

穴子丼 ♪♪

●材料／2〜3人分

米 ………………………………	1カップ
新しょうが ……………………	大1かけ
a ┌ 酒 …………………………	大さじ1
└ うす口しょうゆ …………	小さじ2
こんぶ …………………………	5cm
穴子の蒲焼き（市販のレトルト・冷凍）	
………………………………	2パック

1 米は炊く30分前にといでざるにあげる。しょうがはできるだけ細くせん切りにする（水にはさらさない）。

2 炊飯器に米とaを入れ、通常の水かげんで水を加え、こんぶをのせ、しょうがを散らす。

3 スイッチを入れて炊く。炊き上がったらこんぶを除いてさっくりと混ぜ合わせる。

4 蒲焼きは袋ごと熱湯に浸して温める。

5 丼に3を盛り、4をのせて添付のたれをかける。

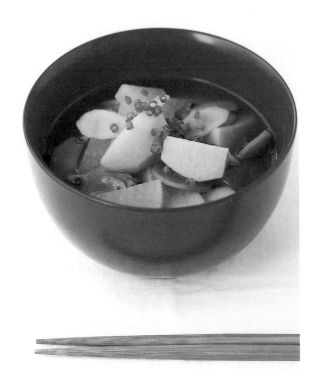

ごぼうは笹がきよりも小口切りのほうが消化良好。

根菜汁 ♪♪

●材料／4人分

ごぼう・にんじん …………………… 各1/2本
里芋 ……………………………………… 6個
大根 ……………………………………… 200ｇ
サラダ油 …………………………… 小さじ1 1/2
だし …………………………………………… 1ℓ
a ┌ うす口しょうゆ・酒 ……… 各大さじ1
  └ 塩 ……………………………………… 少量
あさつき ………………………… 好みで少量

1 ごぼうは包丁の背で皮をこそげるように
し、薄く小口切りにして水にさらし、アクを
除く。にんじんは皮をむいて薄く半月切り
に、大根は皮をむいて約5mm幅のいちょ
う切りにする。里芋は皮をむいて一口大に切
る。

2 なべに油を熱し、水けをきったごぼうを中
火でいためる。少し透き通ってくるまでゆっ
くりといため、里芋、にんじん、大根を順に
加えながらいため合わせる。

3 全体に油がまわったら、だしを加える。煮
立ったらアクを除き、弱火で約30分、野菜
がやわらかくなるまで煮る。aを加えて味を
ととのえ、好みであさつきを散らす。

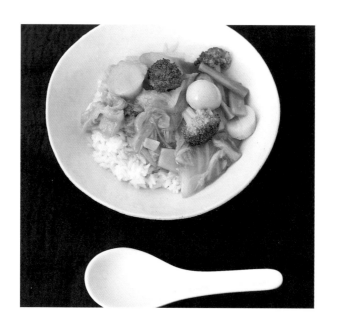

外食が心配な時期でもこれなら安心。

中華丼 ♪♪

●材料／2人分

ねぎ・エリンギ	各1本
にんじん	1/4本
白菜	200g
ブロッコリー	1/4株
しょうが(みじん切り)	1かけ分
うずらの卵(水煮)	4個
┌ホタテ貝柱(刺し身用)	6個
│塩・こしょう	各少量
└かたくり粉	適量
サラダ油	小さじ2
水	1 1/2カップ
┌酒	大さじ1
a│オイスターソース	大さじ2
└しょうゆ	大さじ1/2
b┌かたくり粉	大さじ1
└水	大さじ2
塩・こしょう	各少量
温かいごはん	適量

1 ねぎは斜め切りに、にんじんは皮をむいて短冊切りにする。白菜は芯の部分を1cm幅に、葉は食べやすく適当に切る。エリンギは長さを半分に切り、繊維に沿って薄切りにする。ブロッコリーは小房に分ける。

2 ホタテは厚みを半分に切り、塩とこしょうをふり、薄くかたくり粉をまぶす。

3 フライパンでブロッコリーをやわらかく塩ゆでする。ブロッコリーをとり出し、2を入れてさっと湯通しし、ざるにあげる。

4 フライパンの水けをペーパータオルでふきとって油を熱し、しょうが、ねぎ、にんじんを入れて中火でいため合わせる。

5 白菜を加えてさっといため、水を加える。野菜がやわらかくなるまで5〜6分、クツクツと煮る。

6 エリンギ、卵、aを加えて2〜3分煮て、bを混ぜてから加える。とろみがついたらブロッコリーとホタテを加えてひと煮し、塩・こしょうで味をととのえる。

7 器にごはんを盛り、6をトロリとかける。

先日、友達とイタリアンを食べに行ったとき、「やっとここまできたね」といわれた。3年かかって、いちばんボリュームの少ないコースを残さず、そしておいしく楽しく食べられるようになったのだ。

とにかく心配性の私は、オペからしばらくは外食といえば釜揚げうどんとおかめうどんが定番だった。ごちそうなら、ちらし寿司の並（赤身と白身は消化がいいから）ときまっていた。ただし、それも半分くらい食べれば「ごちそうさま」なのだから、今にして思えば毎度毎度つき合ってくれた家族や友達には頭が下がる。

自信が少しついてからは、和食屋さんの煮魚や焼き魚定食も定番メニューに加わった。懐石料理も意外とおなかにやさしいので、早くから食べに行ったもの。とはいえ、消化が悪そうなものが出たときには迷わず残し、「腹七分目でストップ！」を守った。

おなかが元気になってからは、動物性油脂を多く含むラーメンとカレーなどは例外としても、いろんなお店に行くようになった。でも、そう多くは外食をしないので、どうせ行くならとびきりおいしいお店がいい。ただし、洋食ならオリーヴ油ベースの店を、料理は肉や乳製品をなるべく避けて選ぶことにしている。ときにはお店にわがままをいって特別に配慮してもらうこともある。あとはおなかがパンパンになるまで食べすぎないように心がけるだけ。外食のときばかりはお酒も許し、シャンパンやワインを1杯だけ飲みながら、おいしい時間を楽しむことにしている。

外食での試み

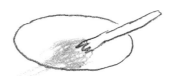

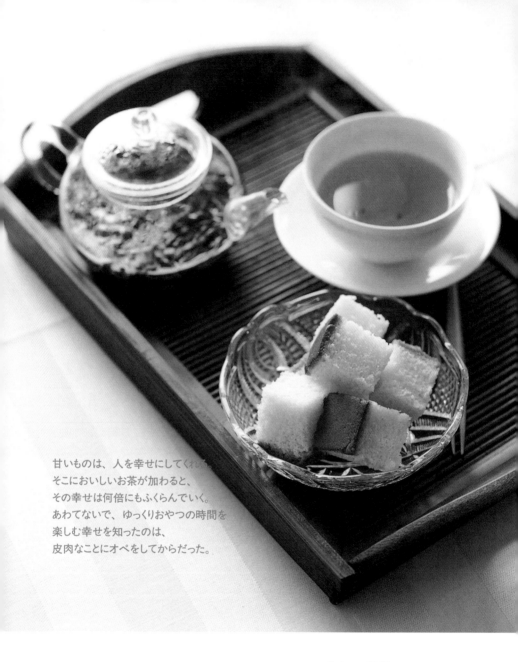

甘いものは、人を幸せにしてくれる。
そこにおいしいお茶が加わると、
その幸せは何倍にもふくらんでいく。
あわてないで、ゆっくりおやつの時間を
楽しむ幸せを知ったのは、
皮肉なことにオペをしてからだった。

おやつの時間

・カステラ（市販品）
・中国茶（ホット）

おやつの時間

退院してすぐに、お姉ちゃんがこういった。
「当分は保育園児と同じ生活するのよ！ 離乳食のごはん食べて、10時と3時におやつ。あとはお昼寝して……わかった～？」
かなりムカついたけど、妙に納得してしまった。
食欲で食べるんじゃなくて、栄養補給のためのおやつかぁ。こんなの何十年ぶり？？

ジュースを飲みながらクッキーやおせんべいをちょこっとつまむのが、午前のおやつ。3時のおやつは午後いちばんの楽しみ。大好きなお菓子作りは、いい気分転換にもなった。力いらずなお菓子を本で探しては、さらに手抜きをして作ってみたり、おでんやあんまんをコンビニまで買いに行ったり、近所のサロン・ド・テに出かけたり……と、次々に楽しみが増えていった。いずれも "栄養補給" の名目で。

そして月日は流れ、"栄養補給のためのおやつ" もそろそろ卒業になると、しだいに悦楽のお菓子が食べたくなった。でも、すでに好きなものを断つ決意をしていたから、大好きなフランス菓子もチョコレートボンボンも当然封印！ もちろん、高脂肪のバターや生クリーム、チョコレートが入ったお菓子もダメになり、「私に食べられるおいしいお菓子は、もうこの世にはないの？」なんて、真剣に落ち込んでしまったこともある。

とはいえ、カラダには望ましい和菓子はどうしても好きになれず、困った。このおぞましい欲をとり払いたいと何度思ったことか。しかし、とうとうがまんできなくなって、私にとっての「三悪」である、バター・生クリーム・チョコレートを使わずに作るケーキの研究を始めた。そして今もなお、深～くハマリ込んで作り続けている。

パンプキンブレッド ♪

退院後すぐのチカラがないときにも、
簡単にできちゃう、混ぜるだけのお菓子。
甘さ控えめでかぼちゃもたっぷりだから、
朝ごはんにもどうぞ。

●材料／18cm×8cm パウンド型

かぼちゃ	200g
干しあんず	30g
薄力小麦粉	75g
アーモンドプードル	25g
ベーキングパウダー	小さじ1
卵	2個
三温糖または砂糖	40g
塩	ひとつまみ
オリーヴ油	大さじ2 1/2

1 かぼちゃは種と皮をきれいに除いてラップで包み、電子レンジで4分加熱する。あら熱がとれたら1cm角に切る。

2 あんずはぬるま湯に浸してやわらかくもどし、水けを絞ってから5mm幅に切る。

3 小麦粉にアーモンドプードル、ベーキングパウダーを加えてふるう。

4 ボールに卵を入れ、泡立て器でよくほぐす。砂糖と塩を加えてよく混ぜ、油を少しずつ加えながら混ぜる。3の粉をもう一度ふるいながら加えてよく混ぜ、最後にかぼちゃとあんずを加えて混ぜ合わせる。

5 型にオーブンペーパーを敷き、4を流し入れる。表面をならして200℃に予熱したオーブンで30〜35分焼き、型からはずしてさます。

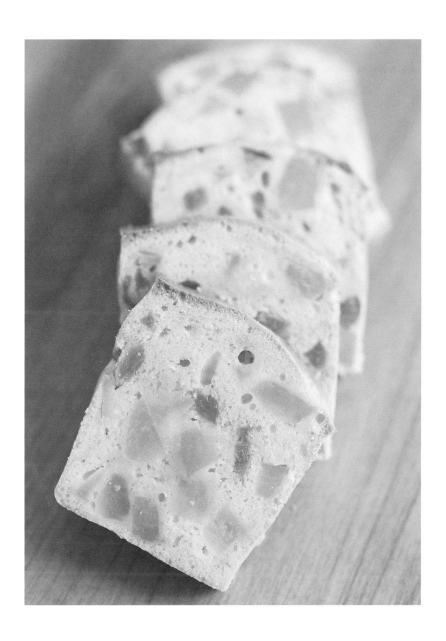

抹茶のシフォンケーキ ♪♪

抹茶の香りと味を思いっきり前に出したこのシフォン。
ホイップクリームをつけて食べるよりも、
つけないで食べるほうが断然おいしい。

●材料／16cmシフォン型

卵黄 ………………………………… 3個
卵白 ………………………………… 4個分
砂糖 ………………………………… 60g
サラダ油 ………………………… 大さじ2
┌抹茶※ …………………………… 12g
└水 ………………………………… 75ml
薄力小麦粉 ……………………… 65g
ぬれ甘納豆 ……………………… 30g
※私は一保堂茶舗の初昔を愛用

1 小さな容器に抹茶をふるって入れ、水を少しずつ加えながら、茶せんか泡立て器で練るようにしてよくとき混ぜる。

2 小麦粉はふるう。

3 ボールに卵黄と砂糖1/2量を入れ、泡立て器でよく混ぜ合わせる。マヨネーズみたいな質感になったら、油を少しずつ加えながら泡立て器で混ぜ合わせる。さらに1を加えて混ぜ合わせ、2を再びふるいながら加え、ダマがなくなるまで混ぜ合わせる。

4 別のボールに卵白を入れ、残りの砂糖を加えてハンドミキサーで角が立つまで泡立ててメレンゲを作る。

5 3にメレンゲの1/3量を加え、泡立て器でよく混ぜ合わせてから、残りの1/2量のメレンゲを加えて全体をよく混ぜ合わせる。

6 5を4のボールに戻し入れ、メレンゲのダマがなくなるまでさっくりと混ぜたら、甘納豆を加え、最後はゴムべらで混ぜ合わせて生地を仕上げる。シフォン型に流し入れ、180℃に予熱したオーブンで30分焼く。

7 焼き上がったら、すぐにびんの上などに逆さにのせてさます。

8 型の内側にパレットナイフを差し込んで一周、中心は竹串を差し込んで一周させ、型を外す。底にもナイフを差し込み、皿の上にひっくり返すようにして、はずす。

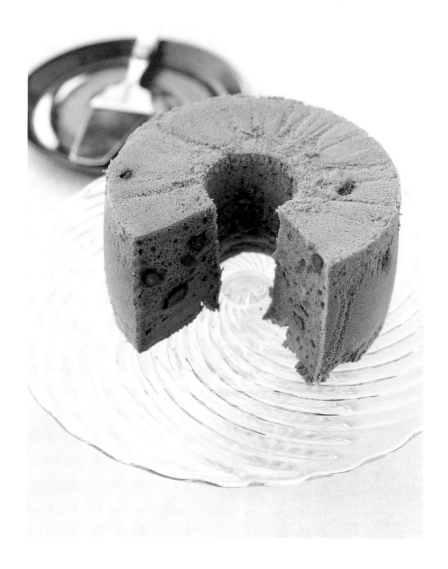

フルーツくず玉 🥄

ふわつるっとした口当たりが、
熱があったり食欲がない日にぴったりのデザート。
いちごの酸味と黒みつの甘さの相性も抜群！
消化もいいので、あんみつ好きさんにおすすめ。

●材料／4人分

本くず粉 ……………………………… 50g
砂糖 …………………………………… 30g
水 ……………………………… 2 1/2カップ
いちご(へたを除いて半分に切る) …… 12個
黒みつ ………………………… 大さじ4〜5

1 くず粉をなべに入れて木べらで砕き、分量の水から大さじ3ほど加えてとかし、砂糖を加え混ぜる。残りの水を加えてなべを火にかけ、混ぜながらつやと粘りが出るまで煮る。
2 ティースプーンで1杯ずつすくっては水にとり、さます。
3 器に水けをきった2といちごを盛り、黒みつをかける。

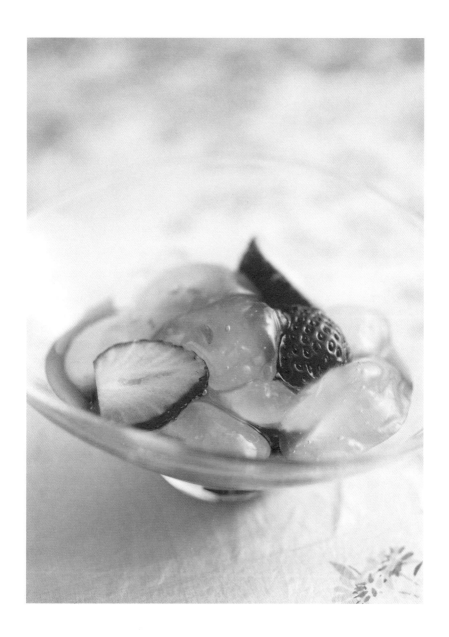

スイートスープ ♪

玄関を開けると Vivian がおなべを抱えて立っていた。
香港のママに習って美肌のスープを
私のおなかの傷のために作ってきてくれたのだ。
一口食べたら、やさしい味に涙がポロリ……。
このスープ、ココロの傷にも効く。

●材料／6人分

a	きくらげ(白)	20g
	干し紅なつめ	12個
	しょうがの薄切り	6枚
	水	1.5ℓ
砂糖		大さじ2〜3

1 きくらげはきれいに洗って水に30分以上浸してもどす。石づきがあれば切り落とし、よく絞ってから小さくちぎる。なつめもきれいに洗い、ぬるま湯に30分ほど浸してやわらかくもどし、切り込みを入れる。

2 なべにaを入れて火にかける。煮立ったらアクをきれいに除き、オーブンシートなどで落としぶたをして弱火で約1時間、トロリとなるまで煮る。最後に砂糖を加え混ぜ、熱いうちに食べる。

＊きくらげ自体は消化が悪いので ♪♪♪ になってから食べる。それまではスープだけ。

＊なつめは皮を除いて果肉だけを食べる。

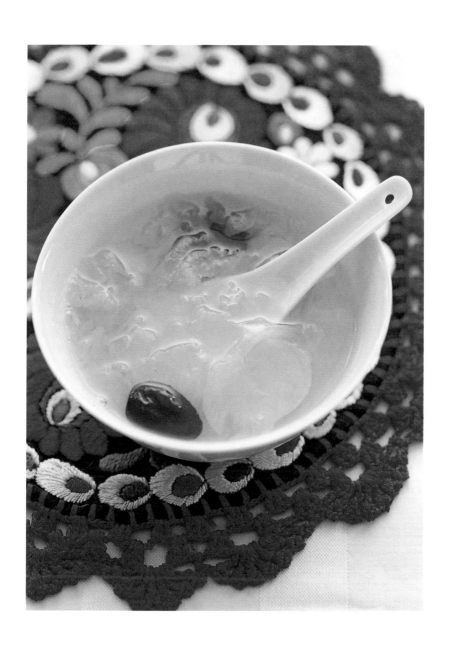

マロンタルト ♪♪

"ヘヴィなケーキ"が食べたいときのとっておき。
バターもクリームも使わずに、
おいしいおいしい自信作のマロンタルトができました。
パリのアンジェリーナにも勝る味!?

●材料／8個分
栗かのこ(市販品)※1 ……… 大1缶(240g)
ラム酒(ダーク) ……………………… 大さじ1
春巻きの皮 …………………………… 8枚
とかしたココナツオイル※2 ………… 25g
ココナツスライス ………………… 20g
※1 小布施堂の「栗鹿ノ子」がおすすめ。
※2 バターの風味が恋しい人は、バターを
使ってもいい。

1 春巻きの皮は4つに折り、直径8cmくらいに丸くハサミで切る。1枚ずつはがして片面にココナツオイルをハケで塗り、4枚を重ねてタルト型にぴったりと敷く。
2 200℃に予熱したオーブンで5〜6分焼き、型からはずしてさます。
3 栗かのこをボールに入れ、ラム酒を加えて混ぜ合わせ、8等分する。
4 フライパンにココナツスライスを入れて中火にかけ、うすく色づき、香りが強く出てくるまでからいりし、さます。
5 2それぞれに3を入れ、4を散らす。

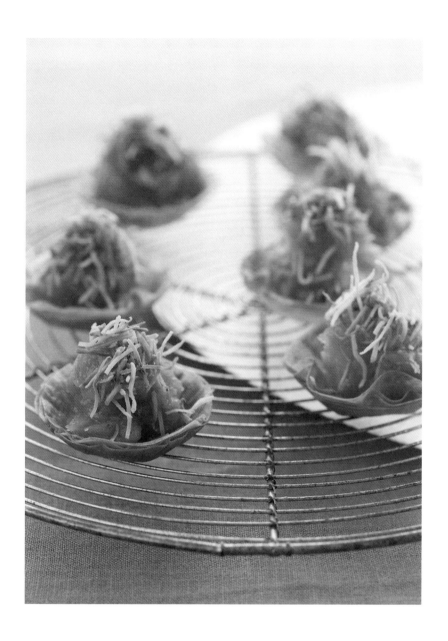

冬だったせいか、オペを受けた直後のおなかは中の傷がしんしんと冷えて、外の傷はじりじりとひび割れそうに痛かった。だから部屋の中をポカポカに暖めて、ババシャツや腹巻を身につけて、おなかにはホカロンを貼って、とにかくカラダを冷やさないように生活していた。

ただ、いくら注意していても防げないこともある。とくべつ寒い日には、便が腸を通過するときに腸の傷がものすごく痛くて苦しくなった。一日に10回以上もお通じがある日は本当に辛くて、悲しかった。寒さで肩が凝るように、おなか全体が凝り固まったり、急にズシンと傷が痛んだりすることもあった。

「冷えそうだな」って感じたときに、ホカロンの枚数を増やせばいいのに、どうしても後手にまわることが多い。でも、冷えておなかが痛くなってしまったら、お風呂や湯たんぽで全身を温めたり、おなかをマッサージしてその場をしのぐ。夏だって油断はできない。クーラーで冷えるので、注意が必要なのだ。

あれから4年経った今、痛みの強さと頻度は確実に減ってきている。でも寒さに弱いのは相変わらず。先日も気を抜いて、ちょっと薄着で外出したら、その夜、おなかが痛くなって2時間も悶絶してしまった。まだまだ油断大敵！と反省しきり……。

考えてみれば、心筋梗塞や脳梗塞の発作やぎっくり腰だって、冬に多く起こるという。「冷え」がカラダに悪いことの証拠でもある。なるほど、手術の傷が痛むのも納得──だから、「カラダは絶対に冷やしちゃダメ！」なのです。

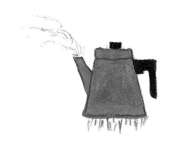

冷やしちゃダメ！

3

あたらしいとびら

新しい暮らし

フードコーディネーターなどという仕事をしていると、食べ物の呪縛から解き放たれるときはない。以前は「趣味の延長に仕事があること」が楽しかったけれど、がんになってからは、逆にそのことが私に重くのしかかっていた。それでもオペから3か月後、這うようにして仕事に復帰した。仕事はエキサイティングで楽しい。けれどオペ後の私の食べ物に対する考え方と、仕事で求められることとのギャップは、あまりにも大きかった。

葛藤の末、私は思いきって1年間の休業を決心した。健康をとり戻すのを優先しようと思った。今後のことは焦らずにじっくりと考えればいい。その代わり、暮らしは地味にしなくちゃね、と肝に銘じて。

私はすぐに小さな部屋に引っ越し、最後のわがまま、と子犬を飼い始めた。きっとこの子が私の心を癒してくれるはず、と。そして「いつまでもかわいい子犬ちゃんでいてね」と、Jean-pierre と名づけたその子にお願いをした。

けれど私の願いとはウラハラに、日増しに Jean はたくましく成長していった。ソファで本を読む私のひざを暖めてくれる予定が、ソファの脚を夢中でかじり、おなかの傷にキックをあびせては、私をダウンさせた。かわいい子犬ちゃんは「癒し犬」にはほど遠い、「わんぱく犬」に育ってしまったのだ! それでも私はこの子がいとおしく、この生活が妙に愉快だった。

Jean はさらにパワーを身につけて、散歩のすばらしい相棒となってくれた。私もつられるように元気をとり戻し、1年後には山歩きの楽しみを知ることになる。

考えてみると、昔の幸せは、食べることばっかりだったような気がする。でも今は、緑の中を歩いておいしい空気を胸いっぱい吸い込むだけでも、大きな幸せを感じる。Jean に、あらためて感謝する。

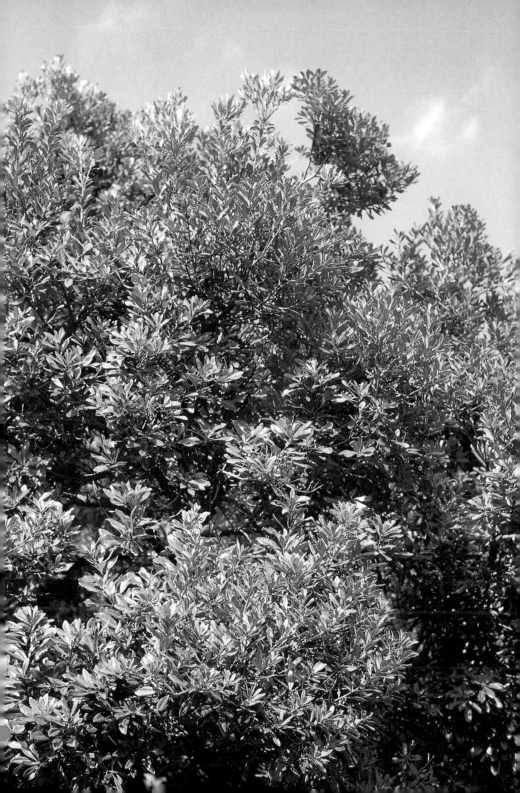

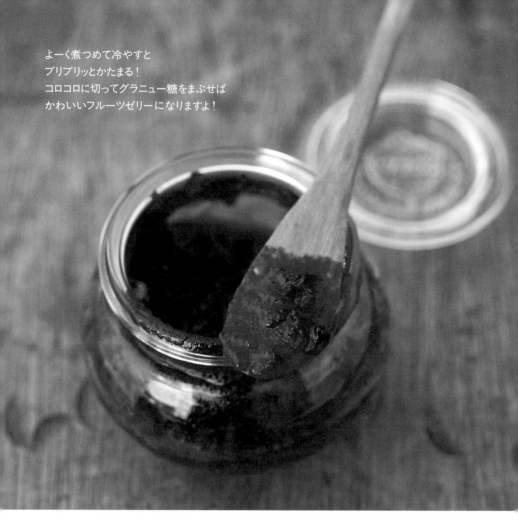

よーく煮つめて冷やすと
ブリブリッとかたまる！
コロコロに切ってグラニュー糖をまぶせば
かわいいフルーツゼリーになりますよ！

ブラックベリージャム

●材料（作りやすい分量）と作り方
ブラックベリーはよく熟してから摘む。きれいに洗ってほうろう引きのなべに入れ、ベリーの1/2重量のグラニュー糖を加えて木べらでザクッと混ぜ合わせる。レモンの搾り汁を少し加えて1時間ほどおく。汁けが出てきたら、もう一度混ぜ合わせて火にかける。中火でときどきかき混ぜながらゆっくり煮立て、アクをきれいに除きながら、ベリーがとけそうになるくらいまで煮る。汁けがたくさん出てきたら火からおろす。ざるにあけ、種を除く（ベリーをギューギューと押したくなるけれど、ゴムべらで軽くおさえる程度にしましょう）。
そのまま一晩おく。なべに入れ、黒こしょうを軽く砕いて少し加える。中火にかけ、木べらで混ぜながらトロリとなるまで煮つめる。さめるとかなりかたくなるので、"トロリ"の状態で火を消すことがポイント。好みでリキュールを加えても。私はクレーム・ド・ミュールがお気に入り。

お散歩時間の
めっけもん

気が小さいせいか、一人でお散歩していたころは、下を見ながらひたすら歩いていた。でも相棒ができてからは、キョロキョロ、チョロチョロとあちこちを見ながら歩くようになって、散歩がガゼン楽しくなってきた。

歩くと発見がいっぱいある。お寺にお地蔵さまに、ノラ猫相関図に……それから桶屋さんに染物屋さんに、と近所でも数えきれないくらい。

なかでもいちばん楽しいのは、季節の香りを感じて歩くこと。香りに誘われて歩いていくと、かならずなにかに出合える。それはよそのお庭の杏や金木犀の花だったり、道端に落ちているなつめや山桃の実や銀杏だったり。子どもみたいに、道にしゃがみこんで実を拾い集めるなんてことも、いまや日常茶飯事。

初夏のある日、近所でたわわに実をつけたブラックベリーの木を見つけた。うれしくなって実家でその話をすると、ママは「うちにもあるじゃないの」とあきれ顔。急いで庭に行くと……あったのです。それはそれは立派な木が！すぐに手の平いっぱいに実を摘みとって、ジャム作り開始！　その時間は幸せに満ちあふれ、できたての赤くて黒くて甘酸っぱいジャムには、自然の強さがみなぎっていた。

それにしても、いままでなぜ気づかなかったんだろう？　ちゃんと見なければ、どんなに大きなものでも見えないんだね、きっと。

ブラックベリーリキュール
金柑リキュール

冬は金柑、夏はブラックベリーで
リキュールを作るのが
小さなお庭の季節の楽しみ。

ブラックベリーリキュール ♪♪♪

●材料／作りやすい分量

a ┌─ 完熟手前のブラックベリー（洗って水け
　└　をふく）・グラニュー糖 ……… 各同量
ラム酒（ホワイト）……… aの約1.5倍容量

1 熱湯消毒した密閉できるびんにベリーとグ
ラニュー糖を入れ、ラム酒を注ぐ。
2 ふたをきちんと閉め、暗くて涼しい所に置
く。2か月ほどで飲みごろになる。
＊ペリエや炭酸水やスパークリングワインで
割ると、とってもおいしい。

金柑リキュール ♪♪♪

●材料／作りやすい分量

a ┌─ 金柑（洗って水けをふく）・グラニュー
　└　糖 ……………………………… 各同量
コニャック ……………… aの約1.5倍容量

1 熱湯消毒した密閉できるびんに金柑とグラ
ニュー糖を入れ、コニャックを注ぐ。
2 ふたをきちんと閉め、暗くて涼しい場所に
置く。2か月ほどで飲みごろになる。
＊そのままロックでおいしい。チンザノとカ
クテルにしてもなかなかいける。

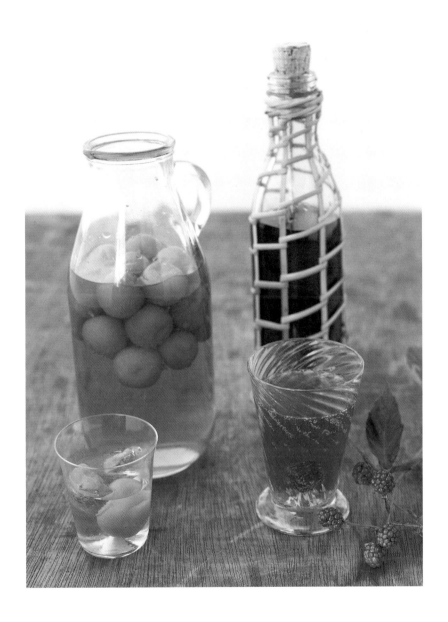

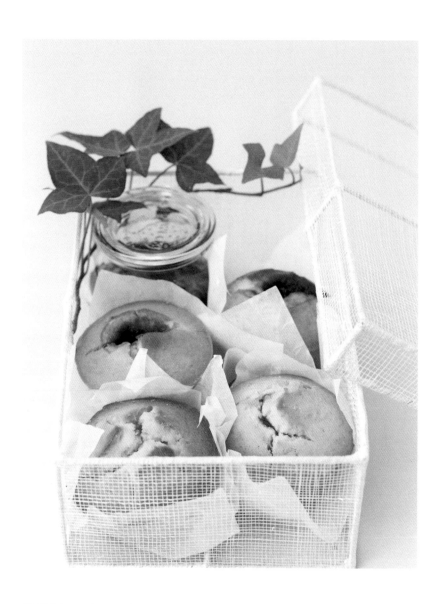

「時間をおいて食べるときは
電子レンジでちょっとだけ
温めてどうぞ」の
一言を添えて。

恒例のプレゼント

庭で1粒1粒摘んだブラックベリーで作るジャムは、特別な味がする。だから毎年、焼き立てほかほかのマフィンを添えて、親しいかたにおすそ分けをするのが、今では恒例。

プレゼントのときは、人の健康のことなんて考えないで、思いっきりバターやチーズを使っておいしいおいしいマフィンを焼いてしまおう。

焼き上がったら、蒸気がこもらないようにメッシュのケースに入れて、アイビーやベリーの葉をあしらえば、夏らしいプレゼントのでき上がり。ケースは水ようかんの竹かごや、寄せ豆腐のざるでもすてき。準備が整ったら、さめないうちに「いってきまーす」。

ブラックベリーとクリームチーズのマフィン ⊛

●材料／マフィン型6個分

バター（食塩不使用） ………………… 90g	牛乳 ………………………………… 80〜90ml
きび砂糖 ……………………………… 70g	ブラックベリージャム（98ページ）
とき卵 …………………………… 小2個分	………………………………… 小さじ6
薄力小麦粉 ………………………… 180g	クリームチーズ ………………………… 25g
ベーキングパウダー ………… 小さじ2	プレーンヨーグルト ………… 大さじ1

1 クリームチーズをボールに入れてゴムべらでやわらかく練り、ヨーグルトを加え混ぜる。
2 小麦粉にベーキングパウダーを加え混ぜ、いっしょにふるう。
3 バターは別のボールに入れてやわらかく練り、砂糖を2〜3回に分けて加えながら泡立て器で混ぜ合わせる。とき卵を4〜5回に分けて加えながらよく混ぜる。
4 2を再びふるって3に加え、ゴムべらでさっくりと混ぜ、牛乳を加える。
5 マフィン型の2/3くらいの高さまで4を入れ、中央にジャムと1を入れる。ジャムと1が見えないように残りの4でおおい、190℃に予熱したオーブンで25分焼く。

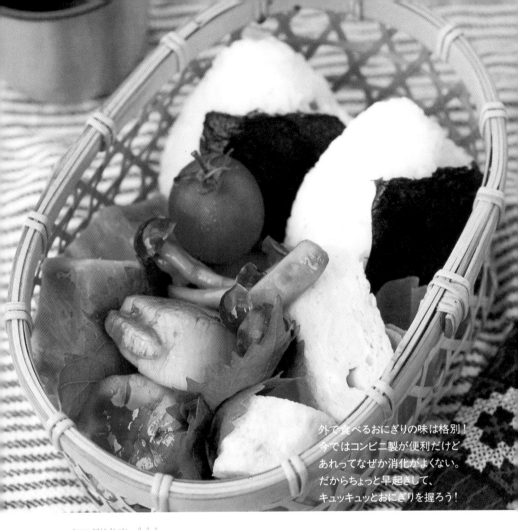

外で食べるおにぎりの味は格別！
今ではコンビニ製が便利だけど
あれってなぜか消化がよくない。
だからちょっと早起きして、
キュッキュッとおにぎりを握ろう！

おにぎり弁当 ♩♩♩

・おにぎり
・卵焼き
・ホタテ焼き
・野菜いろいろ

●材料（1人分）と作り方
おにぎり：ごはんに梅やおかかなど好みの具
を入れて握り、のりを巻く。
卵焼き：卵1個に塩ひとつまみ、砂糖大さじ
1/2を加え混ぜる。小さいフライパン（私の
は直径16cm）にサラダ油小さじ1/2を熱して

卵焼きを作る。
ホタテ焼き：卵焼きを作ったフライパンの汚
れをペーパータオルでふきとり、サラダ油小
さじ1/2を入れる。ホタテ貝柱3個を入れて
両面を焼き、ほぐしたしめじ1/2パックを加
える。しょうゆ・酒・みりん各大さじ1/2を
加え、汁けがなくなるまで煮る。
野菜いろいろ：かぼちゃ3cm角3個はラッ
プで包み、電子レンジ（600W）で1分加熱す
る。塩をほんの少しふる。プチトマト、青じ
そとともに盛りつける。

スポーツとの出合い

私は運動神経が鈍い。
でも「Jeanがいっしょなら走れるかな？」なんて、甘い気持ちでアジリティー（犬の障害物競争）のセミナーに通い始めたのは、オペ後2年目の記念日だった。

しかし、子どものころから全力で走ったことなどない私。
必死で走ればベタッと転ぶし、酸欠で倒れるし、コーチからは怒られてばかり。ホントに私ったらいつもいつもカッコ悪い。それに走るのって、ものすごく苦しいし！……なのに、Jeanと走るとすご〜く楽しい。
走ったあとの爽快感も生まれて初めて知った。「なんて気持ちいいの？」って私はいつも感動する。だから筋肉痛にもめげず走り続ける。

ときには、あまりの鈍さにくじけそうにもなったけど、Jeanに励まされながら1年が過ぎていた。気づくと走ったあとの息切れも酸欠の回数もずいぶん減っていた。うれしかった〜。「私だってやればできるよ」って。そうしたら、またまた走るのが楽しくなってきたのだ。

問題はそのあとの夕ごはん。
おなかがペコペコペコだから、とにかくおいしい。モリモリ食べられることの幸せをしみじみ感じる。でも仲間とごはんを食べにいくと、食欲に負けてお肉でもなんでも食べてしまうのは大問題だ。自分で作ったルールを破っている！おなかがすきすぎるといつも意志薄弱になる。

こうやって「たまにはいいよね…」っていう機会が増えることは、がんの恐怖が少しうすれて心に余裕が出てきた証拠でもあるけれど、なしくずしにならないように気をつけなければ……ね！

サンドイッチ弁当

このサンドイッチは私の2食分サイズ。
お友達と半分こ、してもいいし、
家族のお弁当にしてもいい。

卵とブロッコリーの
サンドイッチ ♪♪

●材料／2人分
卵 ……………………………………… 1個
ブロッコリー ………………………… 小房4個
食パン（8枚切り）…………………… 2枚
粒入りマスタード …………………… 適量
マヨネーズ …………………………… 小さじ2
好みのスプラウト …………………… 1/2パック

1 卵はきれいに洗って水からゆで、かたゆで
に仕上げる。ゆで上がる少し前にブロッコリ
ーも加え、いっしょにゆでる。
2 ブロッコリーはざるにあげてさます。卵は
冷水にとってさまし、殻をむいて1cm幅の
輪切りにする。
3 パンにマスタードをたっぷりと塗り、2を
並べてのせ、マヨネーズを塗る。スプラウト
をのせ、サンドする。

アボカドとスモークサーモンの
サンドイッチ ♪♪

●材料／2人分
アボカド ……………………………… 1/2個
塩・こしょう ………………………… 少量
食パン（8枚切り）…………………… 2枚
フレンチマスタード ………………… 小さじ2
レタスまたはマスタードグリーン …… 2枚
スモークサーモン …………………… 4枚
ディル ………………………………… 少量

1 アボカドは皮と種を除いて厚めにスライス
し、軽く塩・こしょうをふる。
2 パンにフレンチマスタードを塗り、レタス
を敷いて1とスモークサーモンをのせる。デ
ィルを刻んで散らし、サンドする。

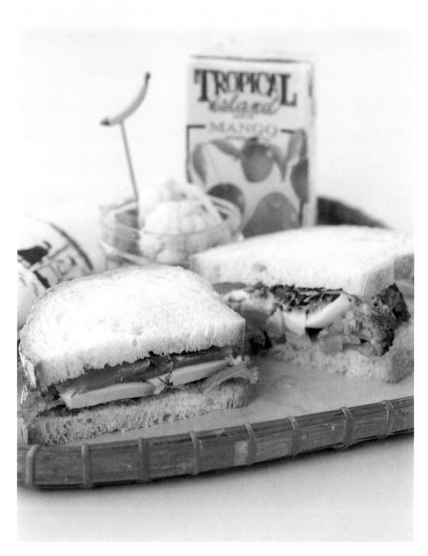

・卵とブロッコリーのサンドイッチ
・アボカドとスモークサーモンのサンドイッチ
・ピクルス（63ページ）
・フルーツジュース（凍らせて保冷剤の代わりにしても）

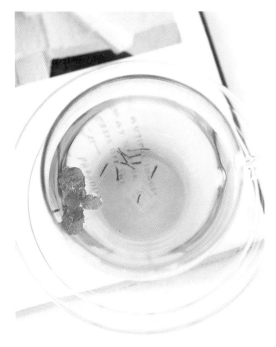

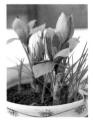

サフランティー
♪♪♪

いい香りでリラックス。
カラダはぽっかぽかに
なります。

●材料（１人分）と作り方
乾燥させたサフランのめしべ４
〜５本とミントの葉をティーカップに入れ、熱湯を注ぐ。ふたをして３分ほどおき、はちみつを好みで加えて飲む。

ベランダ製サフラン

　８月の終わりに近所の園芸店でサフランの球根を見つけた。

　そして「スペインじゃあるまいし」と思いつつも、10個の球根を買ってみた。

　９月のはじめに球根を植木鉢に植えると、10月のおわりにはつぼみをつけて、11月のはじめには、とっても愛らしい花がいっせいに咲いた。

　むせそうなほどの強い香り──まさにサフランの香り。

　その日はうれしくて、一日じゅう花を眺めて過ごした。

　けれども、翌朝から咲いた花に「ありがと〜」といいながら花を摘みとり、ピンセットで３本のめしべを抜いた──ちょっと残酷かなと思いつつも。

　サフランは乾燥させて保存。予想以上にすばらしいできで、思いのほか花もたくさん咲いたので、わが家で使う１年分くらいのサフランのめしべが収穫できたことに大感激した。

　さて、そのサフランでパエリヤを作ってみると、色はいいのに残念ながら香りはいまいち。とはいえ、私にとっては唯一で世界一のサフランだから、それを使えるだけでうれしい気持ちでいっぱいになった。

　それ以来、ブイヤベースやサフランティーなど、"ベランダ製サフラン"だからこそ気軽に、そして存分にサフラン料理を楽しんでいる。

"ゆっくり暮らし"で
見つけたことは

"ゆっくり暮らし"も3か月経つと板についてくる。
始めたころは、なかなか回復しないカラダにイライラしたり、世の中からとり残されていく不安でいっぱいだったけど、だんだんとあり余る時間を楽しく使う術が身についてきた。

ずっと敬遠していた、お散歩中に会うワンちゃんたちのママたちとのおしゃべりも、輪に入ってみればイイ人もイヤな人もいて、なかなか刺激的でもある。

大好きな刺繍も、時間を気にしないで朝から晩までチクチクできるし、糸やビーズをゆっくり探しまわれるのも、すごくうれしい。

毎朝やってくる小鳥たちを心待ちにしたり、ベランダのグリーンのお世話をしたくなったり……と、時間にゆとりがあると、まわりの一つ一つにも愛情を感じてしまうから、不思議。

オペ後、1年が過ぎるころには、「生活を楽しむってこんなことかな?」とか、「生きてるって幸せだなぁ」って、やっと心から思えるようになっていた。幸か不幸か!? 養うべき子どももいないし、「これからはやりたい仕事だけ真剣にやっていけたらそれでいい」とか、「人生の数年間、焦らないでゆっくりと生きるのもいいかなぁ」……とも思い始めていた。

そして、それからずっと、そんなふうに生きている私である。

　がんになっただれもがきっと、カラダのためになにをしたらいいの？　と思うはず。私もドクターにそう尋ねたら……「普通に生きて、病気のことは私に任せて」といわれた。

　そうはいわれても、意地っぱりな私は簡単に引き下がれないのだ。

　楽である反面、不安もある。

　とはいうものの、なんとなく信ぴょう性のあるたとえもある。それは、"ストレスをためずに笑って暮らす"ということ。免疫力を上げるのが目的らしい。それで再発が回避できるならいいなぁ、と単純な私は思ってる。そして、免疫力を上げるための"カラダにいいこと"を考えている。

　それは、

・疲れる前に寝る。睡眠をたっぷりとる
・嫌いな人とかかわらない、いっしょに仕事をしない
・やりたいことをやる
・人と比べない
・不平不満は口に出す
・がんばりすぎない
・辛いときは泣く。楽しいときは大笑いする
・鏡に向かってニッコリする
・初物を食べて寿命を75日のばす
・大好きな格闘技とお笑い番組は見逃さない
・毎日お化粧して、自分はキレイと思い込む
・毎日1時間以上散歩して汗をかく
・一日1回、空気のいい場所で深呼吸する
・食事のルールはできるだけ守る
……これで免疫力 UP できるかな～!?

カラダにいいこと?

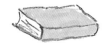

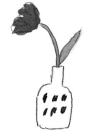

4

付録
術後の食事の考え方

カラダとココロの変化

【私の体質】

小さいころからおなかが弱いほうで、食べすぎるとすぐに下痢をしていた。大人になってからも下痢体質は変わらなかったけど、特に目立った病気はなし。しいていえば貧血があったことと、緊張すると吐き気が起こりやすいことくらい……。

発症前の兆候

3〜4年前から

疲れやすくてよく近所の医院に通うようになった。吐き気と下痢がひどいときには吐き気止めと粘膜保護薬をもらっていたけど、過労による神経性胃炎といわれるくらいで、「若いので検査は必要ない。休養をとりなさい」といわれたもの。思い返せば、便秘すると異常に不快感を感じ始めた時期でもある。

2年前

年末、仕事中にものすごくおなかが痛くなった。おなかの中がカチンカチンにかたまって動かなくなり、ときどきかたまりが盛り上がってくる感じがした。冷や汗が出て口もきけなくなったけど、深夜までの仕事をこなした。以後の食事はあまり食べられず、タクシーで横になって帰宅したけれど、そのあとの記憶がない。2〜3日後に病院で「トイレをがまんしすぎて調子をくずしたのでしょう」との診断。それで安心したけど、今思えばあれは腸閉塞寸前の症状だった。

1年前から

いつもおなかの中に氷のかたまりを抱いているような、妙な冷えがあった。また、お酒に弱くなったり、ヘヴィな料理を食べるともどしてしまったりすることが増えた。疲れも異常なほど重くなり、よく他人から顔が真っ白といわれていた。貧血もひどくて、時間が少しでもあくとどこででも横になっていたくらい。自分のカラダになにか異常があるな、と思ってはいたけれど、疑っていたのは子宮筋腫。一度、便に血がついているような気がして受診したが、痔と診断された。

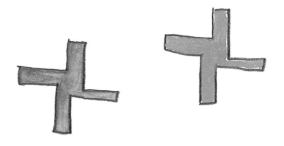

手術2か月前

朝、すごい下血。
痔の市販薬を買ったけど効果なし。

検査

手術1か月前

半月後、肛門科で有名なクリニックへ。S字結腸内視鏡を受け、直腸に大きなポリープが見つかる。
そこではそれ以上の検査は無理といわれ、すぐに検査を終了。とはいえ、モニターの画面が真っ赤になるほど大腸内は血だらけで、それを見た私は失神してしまった。
大学病院を3か所紹介されたけれど、がんだった場合のことを考えて、自分の命を預けられる病院を探すことにした。
知人ががん専門病院の関係者だったので、すぐに連絡をして相談し、紹介状を書いてもらった。その日のうちに手続きをして、夜には主治医が決まっていた。この日は親戚の不幸も重なったため、死が怖くて泣き続けた。
がん専門病院に転院し、年内はめいっぱい検査を受けた。がんだろうと思ってはいたが、違う可能性もある！とも思いながらの生活。しかし、年末には高熱を出したりして、心身ともにめちゃくちゃになっていた。

オペ

がん告知。臓器転移はないそうで、ストーマ[※1] にもならないとのこと。10日後に入院し、くわしいオペの説明を受ける。おそらく、がんは大腸にとどまっているだろうといわれる。その翌日に開復オペ。退院前日、病理の結果説明を受け、リンパ節に転移があることを知り、気力を失う。進行がんでステージⅢ[※2] ５年生存率70％。抗がん剤（経口）の話が出るが、私は答えを保留。手術から２週間後に退院。

１か月後

抗がん剤を断る。効果と副作用を天秤にかけて、素人判断ながらも断るほうを選んだ。副作用に「口内炎と手にシミができる」とあったので、この若さでそれはちょっとイヤだな……とか、吐き気をもよおしたり体力が落ちたりする可能性もあるのでは？　という心配もあったから。

３か月後

仕事に復帰。

４か月

夜、腹痛を起こす。翌日、病院へ行って浣腸と点滴を受けて帰宅。その翌日、腸閉塞[※3] を起こして夕方再入院。胃チューブ[※4] を入れて安静にとのこと。

その後、イレウス管挿入治療[※5] を受ける。開腹オペにはならずに済んだが、マックシェイクのストローみたいな太い管を鼻から大腸まで押し込まれる。つらいつらい治療だった。毎日泣き叫んで病院スタッフを困らせたもの。

６日後、抜いた管を見て、あまりの長さに仰天する。結局約３週間の入院。帰宅して、またゼロ地点──「おかゆ」からやり直し。食事管理の重要性を痛感させられる。

とはいえ、このころから、以前のような吐き気と貧血、おなかに氷を抱くような冷えはなくなったことに気づく。みんながんのせいだったのかな？　と思ったりして。さらに、下痢性だった体質が便秘性になったりと、カラダの性格がものすごく変わったことも実感。

114

オペ後

| 約3年 | オペ後2年9か月ぶりに受けた大腸内視鏡検査で、上行結腸にポリープが見つかる。7mmにもかかわらず悪性。がん化していた。ものすごいショック。ひどく落ち込む。 |

その後

| 約4年後 | 大腸と胃の内視鏡検査。なにも見つからず、ホッとした。 |
| 約10年後 | 再発転移は見つからず、ようやく病院卒業。 |

【注】

※1　ストーマ／人工肛門のこと。ストマとも呼ばれる。がんの状態により、肛門が従来のように使えなくなった場合、一時的あるいは永久的にへその付近に造設する。

※2　ステージⅢ／大腸がんの進行度を表わす方法の一つにDukes分類がある。がんの大きさではなく、大腸の壁の中にがんがどれぐらい深く入っているか、また、遠隔転移の有無によって分けられている。ⅠからⅣまであり、がんの深達度に関係なくリンパ節転移があればⅢ。

※3　腸閉塞／腸管内容の通過障害をきたした病態のこと。その原因によって処置が異なる。腹痛・腹部膨満感・嘔吐および排ガス・排便の消失などの症状がある。

※4　胃チューブ（short tube）／腸閉塞に対する処置。鼻から胃へと管を入れ、閉塞の原因となっている胃にたまった内容物などを吸引・排出させること。

※5　イレウス管（long tube）挿入治療／胃チューブと同様、腸にたまった内容物などを吸引、排出させること。

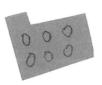

私の食事指針

退院したあとの体調は、自分自身の食事管理しだい。手探りながらもいろいろな本やインターネットなどから集めた資料をもとにして、自分の生活パターンや嗜好に合わせた食事指針を作りました。"自分にとってよい食事内容"は人によってさまざまですから、あくまでもご参考まで。

おもな目的

腸内環境を整え、がんを防ぎ、健康維持につとめる。

食品の選び方

回復期、健康維持期などの体調の時期に応じて、また、医療機関からの食事指導、がん予防や便秘予防に科学的根拠のある食品リスト[1]〜[4]、および経験的に体調によい影響を及ぼした食品の中から、生活の中で実現可能な新鮮なものを選択。

**食べ方
6原則**

1. よく噛む。
2. 水分をこまめにとる。
3. 腹七分目にする。
4. 一日3食、バランスよく規則正しく食べる。
5. 回復期は、必要に応じて間食でエネルギー不足を補う。
6. おいしく食べる。

**時期別の
留意点**

♪回復期Ⅰ──退院後すぐ、または調子のすぐれないとき
・管理栄養士からの指導をもとに下痢や腸閉塞の原因をつくらないように、消化のよい食品や調理法を選ぶ。
♪♪回復期Ⅱ──退院してして1〜2か月後から
・体力をつけるために、栄養のバランス（主食・主菜・副菜をそろえる）に配慮する。
・調理法をくふうして少しずつ食品の種類を増やしていく。
♪♪♪健康維持期──おなかに自信が持てるようになったら
・たまには外食をしたり、多人数での食事も楽しんで。

がん予防のための食事について

科学的根拠に基づく研究、がん予防ガイドラインの大きな変化は、以前は栄養素中心のアプローチでしたが、健康的な食事パターンを示すものが多くなったことです。運動とあわせ、健康的な体を維持することが推奨されるようにもなっています。

がんのリスクを下げる5つの健康習慣 （国立がん研究センターの情報をもとに改変）

1. **たばこは吸わない、たばこの煙を避ける**

2. **お酒を飲みすぎない**　　　　*日本人の1日あたりの目安／日本酒1合、ビール大びん1本、ワインボトル 1/3

3. **健康的な食生活を送る**※1

4. **体を動かす**※2

5. **適正体重を維持** （要するに肥満しない） **する**　　*中高年期男性は BMI21-27、女性は 21-25

※1
健康的な食生活を送るためのヒント
・赤身の肉 （牛・豚・羊など）・加工肉 （ハム・ソーセージなど） の国際的な基準は、
週に 500g を超えない程度
・野菜・果物は日に 400g とる
・全粒穀物を食事にとり入れる
・食塩は1日に男性は 7.5g 未満、女性は 6.5g 未満を心がける
・熱い食べ物・飲み物は少しさましてから

※2
体を動かすためのヒント
・成人は1週間に 150分から 300分の中程度の運動 （速足ウォーキングやゆっくり自転車、ヨガなど） または 75分から 150分の強度の運動 （ジョギングや高速サイクリング、筋トレなど）
・週を通して偏らないように行なう

図　腸内環境を整える&がん予防&美容のために積極的に
とりたいと思っている食品ピラミッド

上のグループの食品ほど、日々心がけてとり入れるようにしています。

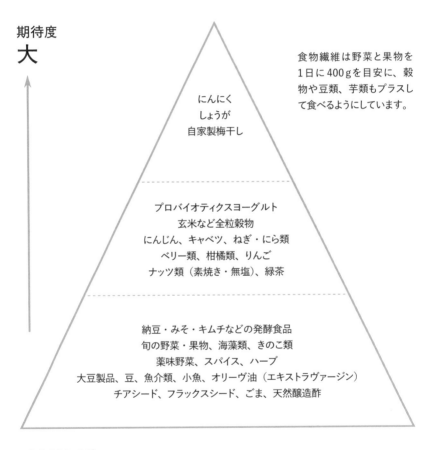

期待度
大

にんにく
しょうが
自家製梅干し

食物繊維は野菜と果物を
1日に400gを目安に、穀
物や豆類、芋類もプラスし
て食べるようにしています。

プロバイオティクスヨーグルト
玄米など全粒穀物
にんじん、キャベツ、ねぎ・にら類
ベリー類、柑橘類、りんご
ナッツ類（素焼き・無塩）、緑茶

納豆・みそ・キムチなどの発酵食品
旬の野菜・果物、海藻類、きのこ類
薬味野菜、スパイス、ハーブ
大豆製品、豆、魚介類、小魚、オリーヴ油（エキストラヴァージン）
チアシード、フラックスシード、ごま、天然醸造酢

＋欠かせないのが……
1. ミネラルウォーターとハーブティーなどで水分摂取
2. 毎日1時間のウォーキング

表2　がん予防と健康維持のために控えている食品 [3]

食事の基本はバランスよく食べることですが、上のグループの食品ほどリスクが考えられるので、控えるよう心がけています。

極力避ける	市販の加工食品（インスタント食品含む） コンビニなどの市販総菜・お弁当 ファストフード 市販の甘い飲料（加糖・甘味料入り） スナック菓子 バター、生クリームなど動物性高脂肪食品 トランス脂肪酸を含む食品 抽出剤使用の油 遺伝子組み換え食品
なるべく避ける	加工肉（ハム・ベーコン・ソーセージ） ヨーグルト以外の乳製品 糖分の多いデザート 揚げ物
ときどき避ける	赤身の肉（牛・豚・羊など）とそれらの脂身 油脂類 白いごはんなど精製穀物

[参考資料]

1)「エビデンスの読み方」20、坪野吉孝、『How to 健康管理』2002年11月号、法研
2) 国立がん研究センターホームページ https://www.ncc.go.jp/jp
3)『「がん」になってからの食事療法——米国対がん協会の最新ガイド—』米国対がん協会著、
坪野吉孝訳・解説、法研、2013年
4)『癒す心、治る力——自発的治癒とはなにか』アンドルー・ワイル著、
上野圭一訳、角川書店、1998年

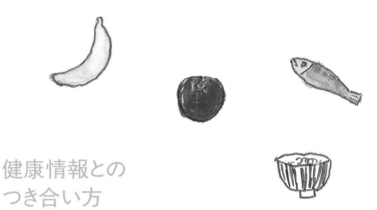

健康情報との
つき合い方

　私ががんになった4年前、2001年ごろには、一般人の知りうるがんの情報は皆無に等しかったと思う。が、今ではがんと食生活が大きく関係していることは当たり前のように語られるようになった。大腸がんによる死亡者の増加により、食生活の警告をするテレビ番組も多くみられる。でも私はそれを見るたびに不機嫌になる。というのも、それらがやたらと不安をあおっていて、まるで私たちがん患者は日ごろの行いが悪くてがんになったといわんばかり……確かにそうともいえるけど、やがて死んでいく身だといわれているような気がしてくるのだ。

　私自身、情報に翻弄された。がんには見えない恐怖がつきまとうから、なにかしないといられなくなるのだろう。オペの前後には、がんに効くという健康食品の山・山・山！それだけでおなかがいっぱいになりそうなほどの量を毎日食べていたし、がんを扱う番組といえば、どんなにくだらないものでも見逃さなかった。だから、大腸がんに効くといえば、たくあんにキムチ納豆に青魚など、まずくても飽きても吐き気がしても、がまんして食べ続けた日々もある。すでにがんになってしまった人にも効くのだろうか？という疑問を持ちながら。「便秘を予防しておなかの中をきれいにする」という情報や口コミにも敏感だった。にがりや健康食品、果てはフラフープまで、その効果を信じてものすごいエネルギーとお金を使った。

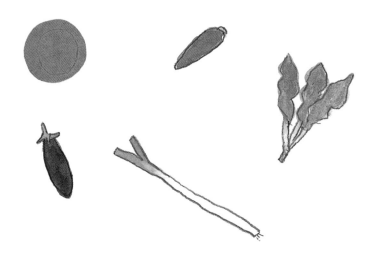

　「私はこの食事でがんを治した」という本や、知人に誘われた民間療法を本当に信じていいのだろうか……。いろいろなことを試すうちに自分でもバカらしくなってきて「いる情報といらない情報を分別しなくちゃ」と思うようになった。

　分別のおもなポイントは、商売っけがあるかないか。科学的根拠があるかどうかの2点。さらに「○○の最新研究では」という情報よりも、国や日本対がん協会の情報のほうがはるかに正確で信じられる。しだいにそう考えるようになり、状況に応じてこれらの情報を足したり引いたりして自分の生活に反映させている。長期的に継続したいから、無理とがまんはしない。楽しくておいしい食事を大前提にする。こんなふうにして、自分なりの食事ルールがだんだんとできてきた。

　最近では、病名告知のときにドクターにいわれた「不運なだけ」という言葉もわかるような気がしてきた。素人ながら、がんの勉強をすればするほどそれが本当かも？と思えてくるのだ。でも今、私はこの食事を続けることで心が安定し、以前よりもカラダも快調だと信じている。この食事が少しは役に立っている証拠だろうか？　あとは運がついてくるのを待とう。

あとがき

手術のあと、弱った私の体と心を癒してくれたのは、おいしいごはんとおいしい時間でした。家族や友だちといっしょのテーブルで、同じ料理を楽しく食べるひとときは、どんな強力な薬よりも力をくれました。

当時、大腸がん術後の食事本はとても少なく、食欲の湧く料理写真もなかったので、退院後手探りで腸の回復に合わせた食事作りをスタートしました。そしてしだいに「おいしい術後のレシピ本」を作りたいと考えるようになり、幸運にもその機会を得たのです。けれど体調が不安定で、実名出版する勇気は持てず……葛藤の末、架空の著者を設定。手術から4年後の2005年、私の日々のごはんをまとめた本書初版が刊行されました。

それから16年。がんの治療法も予防も劇的に変化し、改訂版を出すことになりました。情報は現時点のものに、がん治療後を健康に過ごすために私が考え実践してきたことを、加筆修正いたしました。

どんなときも、おいしく楽しく食べられると、きょうという日を元気に過ごせるように思います。この本を手にとってくださったあなたに、おいしい時間を届けられますように。

2021年秋
重野佐和子

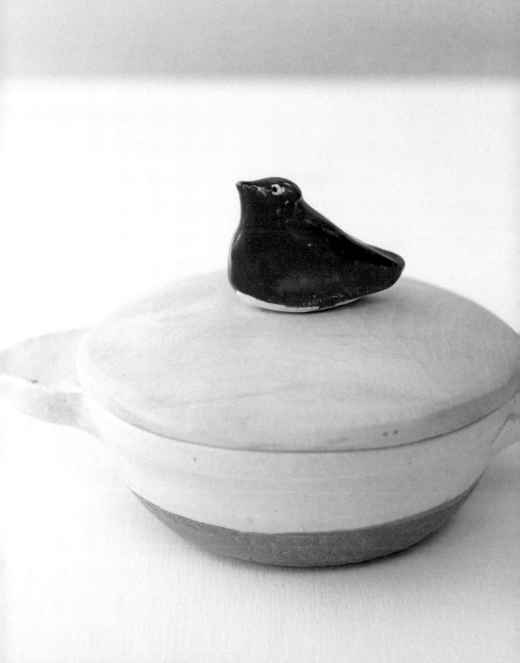

重野佐和子
料理家

学生時代から趣味が高じて料理研究家のアトリエでアルバイトを始め、その
まま料理の世界に入る。フランス留学後独立し、教室や広告撮影、メニュー
プランニングを行なう。大腸がん手術を機におなかの健康を第一に考えた料
理やお菓子を発信している。著書に『大腸がん手術後の100日レシピ』（女
子栄養大学出版部）などがある。shigenosawako.com

料理・文／重野佐和子
料理アシスタント／布　沙織
撮影／公文美和
イラストレーション／佐々木美穂
本文デザイン／河村ゆり子
表紙・カバーデザイン／館森則之（module）
校正／（有）共同制作社、佐藤美津子、くすのき舎

本書は2005年刊行の『きょうも、おいしく』
を再編集した新訂版です。

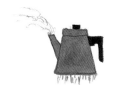

きょうも、おいしく
大腸がんになった料理家のごはん帖

2021年10月1日　初版第1刷発行

著者　　重野佐和子
発行者　香川明夫
発行所　女子栄養大学出版部
　　　　〒170-8481 東京都豊島区駒込3-24-3
　　　　電話 03-3918-5411（販売）電話 03-3918-5301（編集）
　　　　ホームページ　https://eiyo21.com
　　　　振替 00160-3-84647
印刷・製本　中央精版印刷株式会社
◎乱丁本・落丁本はお取り替えいたします。
◎本書の内容の無断転載・複写を禁じます。
また、本書を代行業者等の第三者に依頼して電子
複製を行うことは一切認められておりません。
ISBN978-4-7895-1436-1
©Shigeno Sawako 2021, Printed in Japan